Petra Neumayer
Roswitha Stark

Medizin zum Aufmalen

Heilen durch Informationsübertragung und Neue Homöopathie

Praxiserfahrungen mit den Körbler'schen Zeichen

mankau

Bibliografische Information der Deutschen Nationalbibliothek
Die Deutsche Nationalbibliothek verzeichnet diese Publikation in der Deutschen Nationalbibliografie; detaillierte bibliografische Daten sind im Internet über http://dnb.d-nb.de abrufbar.

Petra Neumayer / Roswitha Stark

Medizin zum Aufmalen

Heilen durch Informationsübertragung und Neue Homöopathie
Praxiserfahrungen mit den Körbler'schen Zeichen

ISBN_10: 3-938396-04-0
ISBN_13: 978-3-938396-04-9

1. Auflage 2006, 2. akt. Auflage 2008

Mankau Verlag
Postfach 13 22, 82413 Murnau a. Staffelsee
Im Netz: www.mankau-verlag.de

Gestaltung: Heike Brückner, Regensburg

Motive Titelseite: Indianer (Ecuadorianische Zentrale für Tourismus c/o BZ.COMM!); Akupunkturpuppe (schwa-medico GmbH); Arm / Wasserglas (Heike Brückner)

Schaubilder/Fotos: Alvina M. Kreipl, Kolbermoor; Ausnahmen: Petra Neumayer (S. 25, 104); Heike Brückner (S. 17, 19, 22, 26, 30, 36, 74, 82, 99, 107, 112); BilderBox.com (S. 79, 89, 109); schwa-medico GmbH (S. 42); Koha-Verlag (S. 37 – aus: Masaru Emoto: Botschaft des Wassers)

Der Inhalt wurde auf Recyclingpapier gedruckt, der Druck erfolgte in Deutschland.

Inhalt

Vorwort

Als mich Petra Neumayer und Roswitha Stark baten, das Vorwort für dieses Buch zu schreiben, habe ich sofort und gerne zugesagt.

Ich denke noch mit Freude zurück an die Zeit, in der die beiden in meinen Seminaren voll Staunen die vielseitigen Möglichkeiten dieser einfachen Naturmedizin kennenlernten. Ich bin fasziniert, auf welch vielfältige Weise das von mir unterrichtete Wissen aufgenommen und weiterentwickelt wird, insbesondere wenn dies mit solcher Klarheit, Kreativität und Intensität geschieht wie bei Petra und Roswitha, die nun ihre ganz eigene Ausdrucksform gefunden haben. Über das vorliegende Buch gelangt das Wissen in die Welt und damit auch unsere gemeinsame Idee, anderen Menschen zu helfen, sich selbst zu heilen.

In der Vergangenheit wurde ich oft nach guter Literatur gefragt, ergänzend zu meinen Skripten. Nun ist dieses Werk auf dem Markt und kann wirklich empfohlen werden. „Medizin zum Aufmalen" ist ein wertvoller Beitrag für Anfänger wie für fortgeschrittene Menschen, welche diese Methode schon kennen. Dem Neueinsteiger ermöglicht das vorliegende Werk einen Anfang, ein Hineinschmecken, vielleicht sogar eine Öffnung für ein „Sich-Einlassen" auf unbegrenzte Möglichkeiten.

Denn eines ist uns allen, die wir mit der Neuen Homöopathie arbeiten, mittlerweile klar: Grenzen gibt es nur im bewertenden Verstand, der eingekapselt in Vorstellungen zu wissen meint, was „möglich" und was „nicht möglich" ist und nach welchem konkreten Schema Heilung funktioniert. Wir erleben täglich, dass viel mehr möglich ist, als wir denken. Sobald wir die „Grenzen des Verstandes" übersteigen und erkennen, dass unser Bewusstsein umfassender ist als unsere „Denkgewohnheiten" und „Denkgrenzen", sind wir offen für die Wunder des Lebens, die sich auch in dieser Methode zeigen und im vorliegenden Buch offengelegt werden.

Die vielen Erlebnisberichte meiner Schüler in dem vorliegenden Werk sind mir deshalb eine besondere Freude, weil mir schon immer die Praxisorientierung wichtig gewesen ist. Überraschend ist, wie vieles funktioniert, das wir früher für unmöglich hielten, aber auch, wie vieles anders funktioniert, als wir ursprünglich dachten. So entwickeln wir ständig neue Möglichkeiten, die es miteinander zu teilen lohnt.

Ich möchte die Neue Homöopathie mit einem Surfbrett vergleichen. Die Funktion eines Surfbrettes basiert auf einfachen, überschaubaren Gesetzmäßigkeiten. Und doch wählt jeder eine andere Farbe, ein anderes Segeltuch und eine andere Aufschrift für sein Brett.

Daher achte ich darauf, beim Unterrichten dieser Methode auf starre Vorgaben zu verzichten und die Struktur auf ein Minimum zu reduzieren, so dass jeder nicht nur seine Wahrheit für sich selbst herausfinden und kreativ weiterentwickeln kann, sondern auch offen bleibt für neue Möglichkeiten.

Jeder Anwender entwickelt die Neue Homöopathie auf seine individuelle Art weiter, formt und schmückt die Methode individuell und macht so seine ganz eigenen Erfahrungen damit. Diese Kreativität zeigt sich in den vielen Namen und Formen, in denen dieses Wissen ausgedrückt wird. Der Name, den ich wählte, PraNeoHom, als Abkürzung von Praxisorientierte Neue Homöopathie, entstand mit Hilfe meiner Schüler.

Der bekannte Yogi Ramakrishna sagte einmal zu seinen Schülern: „Ihr denkt, ihr alle seid meine Schüler, doch in Wahrheit bin ich der Schüler von euch allen!" So begegne ich den Menschen und meinen Schülern mit Ehrfurcht und freue mich jedes Mal, Neues dazuzulernen, insbesondere im Bereich der Begegnung „von Herz zu Herz". Denn das ist letztendlich das Geschenk, das wir alle – Lehrer und Schüler – mitnehmen, dass wir uns berühren und austauschen dürfen auf einer Ebene von Ebenbürtigkeit und Wechselseitigkeit – trotz unterschiedlichem Wissensstand.

Mein Großvater Prof. Dr. Hans Rheinfelder war Romanist an der Ludwig-Maximilians-Universität in München und persönlicher Berater des Bayerischen Kultusministeriums. Er wurde einmal gefragt, warum er so beliebt bei seinen Studenten sei. Darauf antwortete er: „Ein guter Lehrer schaut mit Freude zu, wie seine Schüler ihn übertreffen!" Dieses Motto möchte ich auch Ihnen, liebe Leser, als Geleitwort mitgeben.

In diesem Sinne danke ich Petra, Roswitha und allen, die mit ihren Praxisberichten zu diesem Buch beigetragen haben, für ihren Beitrag zu diesem Werk – es ist ein erfreuliches und ermunterndes Feedback über ungeahnte Möglichkeiten: „What the bleep do we know" – wir wissen nicht, was noch alles durch diese Methode für uns möglich ist!

Ich würde mich freuen, wenn das vorliegende Werk einen Meilenstein in unserer gemeinsamen Vision darstellt, dass diese einfache Art der Selbstheilung in jeden Haushalt kommt und immer mehr Menschen dienlich wird und dass zahlreichen Menschen geholfen wird, die Verantwortung für ihre Gesundheit wieder selbst in die Hand zu nehmen. So können immer mehr Menschen sich gegenseitig helfen, Gesundheit zu fördern, zu erlangen und zu erhalten, nach dem Motto: „Freunde helfen Freunden."

Petra und Roswitha, ich gratuliere euch beiden aus vollem Herzen zu diesem Buch und wünsche euch für eure Arbeit bestes Gedeihen und Gelingen. Eure

Layena Bassols Rheinfelder
Institut für Praxisorientierte Neue Homöopathie (PraNeoHom®)

Einleitung der Autorinnen

Ziel dieses Buches ist, Ihnen – egal ob interessierter Laie, Patient oder Therapeut – eine energetische Informationsmedizin mit ihren mannigfaltigen Einsatzmöglichkeiten vorzustellen.

Der ursprüngliche Name dieses ganzheitlichen Heilsystems lautet „Neue Homöopathie". Sie basiert auf den Forschungen des Wiener Elektrotechnikers Erich Körbler (1936–1994), der altes Wissen wiederentdeckte und durch eigene Forschungen schließlich den Bogen zwischen der Traditionellen Chinesischen Medizin, neuesten Erkenntnissen aus der Quantenphysik und der Radiästhesie spannen konnte.

„Neue Homöopathie" benannte er dieses Heilsystem, weil es – ähnlich wie die Homöopathie – auf dem Prinzip basiert, Krankheiten durch Informationsübertragung zu heilen.

Erich Körbler verdanken wir, dass er dieses Wissen einer breiten Öffentlichkeit zugänglich gemacht hat und dass das Interesse an dieser sensitiven Heilmethode heutzutage stetig wächst. Zahlreiche Therapeuten bauen seither auf seinem Wissen auf, forschen weiter, bereichern die Neue Homöopathie mit eigenen Erfahrungen oder koppeln sie an andere ergänzende Heilsysteme. Aus diesen Weiterentwicklungen resultieren heute verschiedene Namen wie Praxisorientierte Neue Homöopathie (PraNeoHom), Bioenergetische Regenerationstherapie, Sensitive Resonanztherapie und viele mehr.

Die richtige Schwingung macht's

Basis und theoretische Grundlagen der verschiedenen Methoden der energetischen Informationsmedizin sind immer dieselben: Alles schwingt. Ob Steine, Farben, Mikroorganismen, Arzneien, Menschen oder geometrische Zeichen – alles, was existiert, hat eine Schwingung, sendet Informationen aus und steht miteinander in Kommunikation. Setzte man einen kranken Organismus mit einem verstimmten Musikinstrument gleich, dann könnte er durch die richtige Schwingung wieder auf den richtigen Ton eingestimmt werden. Ganz ähnlich ist auch die Theorie vieler Heilmethoden, die mit Information und Schwingungen heilen. Sie alle haben zum Ziel, einen erkrankten Organismus wieder in Ein-Klang zu bringen, etwa mit Farben, Tönen, Frequenzen, Strichcodes. So werden Ver-Stimmungen aufgelöst, und anstelle der Dis-Harmonie wird in uns die harmonische „Saite" unseres Resonanzkörpers zum Klingen gebracht: Die Energie fließt wieder, und der Organismus erhält neue Kraft, die Selbstheilungskräfte walten zu lassen.

Auf diesem Prinzip basiert auch die Neue Homöopathie, indem sie disharmonische Schwingungen mit Hilfe geometrischer Zeichen verändert. Denn jeder gemalte Strich wirkt wie eine Antenne und verändert die vorhandene Schwingung: Werden diese biophysikalisch wirksamen geometrischen Zeichen zum Beispiel auf Akupunkturpunkte aufgemalt, lösen sie schmerzlose Reize zur Aktivierung der Selbstheilungskräfte aus. Man spricht auch von der „Strichakupunktur".

Dass Akupunkturpunkte seit Tausenden von Jahren genadelt werden, ist weitestgehend bekannt. Heutzutage etablieren sich viele verschiedene „Meridiantherapien", die auf die unterschiedlichsten Arten Einfluss auf das Meridiansystem und die Akupunkturpunkte ausüben – zum Beispiel mittels Klopfen (EFT), Streichen, Kristall-Akupunktur, Auflegen von Stimmgabeln – oder eben durch Aufmalen von geometrischen Zeichen. Auch die Körperbemalungen von Urvölkern und Indianern oder die Tätowierungen auf krankhaften Stellen beim berühmten Eismenschen „Ötzi" dienen bzw. dienten nichts anderem als dem Schwingungsausgleich und damit der Heilung.

Fotos, die mit einer wärmesensiblen Kamera vom Institut für Biophysik in Neuss aufgenommen wurden, zeigen eindrucksvoll den Verlauf verschiedener Meridiane und bestätigen, dass das Meridiansystem keine Erfindung alter chinesischer Dynastien ist, sondern sicherlich bald auch für die Skeptiker an östlichen Therapiemethoden wissenschaftlich nachweisbar sein wird.

Die geometrischen Zeichen lassen sich darüber hinaus aber auch zur Herstellung von „informiertem Heilwasser" einsetzen. Auch die Übertragung von Information auf Wasser ist eine sehr einfache, effektive und kostengünstige Technik, die in diesem Buch erläutert wird: Durch das Trinken des informierten Wassers ist es möglich, jede Zelle unseres Körpers positiv zu informieren.

Die Neue Homöopathie und die daraus neu hervorgegangenen Methoden und Anwendungen eignen sich aber nicht nur für professionelle Therapeuten, sondern gerade auch für Laien; sie ermöglichen jedem Einzelnen, selbstverantwortlich für seine Gesundheit zu sorgen und sich selbst zu helfen, besonders in akuten Fällen. So reicht zur Schmerzlinderung oft schon ein mit einem Filzstift auf die Haut gemaltes Heilsymbol aus, etwa bei einem schmerzhaft angeschwollenen Insektenstich, den wir direkt mit dem entsprechenden Strichcode bemalen können.

Was besonders fasziniert, ist die enorm große Bandbreite der verschiedenen Einsatzmöglichkeiten und gleichzeitig die Einfachheit in der Anwendung. Durch die direkte Miteinbeziehung des Patienten fördert die Neue Homöopathie dessen Verantwortung gegenüber der eigenen Gesundheit und vermittelt Freude an einer selbstständigen und den Gesetzen des Universums folgenden Gestaltung des Alltags.

Sensitive Resonanzmethoden verstehen sich als ganzheitlich: Der ganze Mensch (bzw. Tier oder Pflanze) wird auf allen Seinsebenen – Körper, Seele und Geist – gesehen und behandelt. Daher spielen auch die Beziehung zur Umwelt, die Lebensumstände (soziale Einbindung, familiäre und berufliche Umstände), psychische Faktoren, Strahlenbelastung (Erdstrahlen und Elektrosmog) sowie Allergien und Umweltgifte eine große Rolle in der Therapie.

Wiederentdeckung der Informationsmedizin im Informationszeitalter

Erich Körbler widmete sein Lebenswerk der akribischen Erforschung und Erfassung des Systems, das hinter den Schwingungen liegt. Er selbst sah sich als Pionier der Ganzheitsmedizin – Kollegen, die mit ihm arbeiteten, hielten ihn für ein Genie. Ein Genie, das sich insbesondere durch seine Kreativität auszeichnete. Körbler war nicht nur Wissenschaftler, dessen Werk mit etlichen Preisen und Auszeichnungen gewürdigt wurde; er interessierte sich ebenso für die Kunst und erhielt als Schriftsteller eine Auszeichnung in Venedig. Der belgische König zeichnete ihn mit einem Verdienstkreuz aus und die EUREKA, das Zentrum der Europäischen Gemeinschaft für innovative Forschung in Brüssel, verlieh ihm die Goldmedaille – um nur einige der Ehrungen zu nennen.

Dennoch – wichtigstes Schaffenswerk des fröhlichen und gleichsam bescheidenen Forschers, das er der Nachwelt hinterließ, ist die „Neue Homöopathie". Diesem Heilsystem liegt die Erkenntnis zugrunde, dass der Mensch ein Informationssystem sei und folglich auch durch Informationen geheilt werden könne.

Körblers Vision einer fernen Zukunft war, Menschen ohne chemische Arzneien und ohne technische Eingriffe, ausschließlich durch Informationsübertragung heilen zu können. Wir sind uns sicher: Die Zukunft hat bereits begonnen!

In diesem Buch werden Ihnen neben theoretischen Erläuterungen zahlreiche Praxisbeispiele und Erfahrungsberichte Folgendes veranschaulichen: Nichts ist unmöglich!

Kommen Sie mit auf die Reise und lesen Sie, wie Sie mit den heilenden Strichcodes positive Zeichen für Ihre Gesundheit setzen können!

Petra Neumayer und Roswitha Stark

Teil I: Basiswissen

Alles schwingt: Morphische Felder & Co.

Egal ob Stein, Blume, Tier oder Mensch – alles, was existiert, schwingt und sendet damit ständig Informationen aus: Wir befinden uns in einem offenen System, in dem alles mit allem in ständiger Verbindung steht.

Die klassische Wissenschaft geht jedoch davon aus, dass die Entwicklungen in der Natur durch zufällige Prozesse gesteuert werden, und sie glaubt, das Universum kennenzulernen, indem sie es in immer kleinere Teile zerlegt. Der englische Biologe Rupert Sheldrake ist anderer Meinung – er hat sich bei seinen Forschungen der Frage zugewandt, wie sich komplexe Systeme selbst organisieren. Wir können den Maler eines Bildes nicht kennenlernen, indem wir die Farben seines Gemäldes analysieren. Den dahinterliegenden Gedanken, das Konzept oder die Idee zu diesem Bild können wir aber dann begreifen, wenn wir das Ganze studieren. Dazu entwickelte Rupert Sheldrake die Theorie der morphischen Felder.

Morphische Felder

Die Wissenschaft kennt Gravitationsfelder oder elektromagnetische Felder. Rupert Sheldrake hat die Theorien der morphischen Felder hinzugefügt: Was macht einzelne Bäume zum Wald? Ist es die Absprache zwischen den Bäumen oder liegt dahinter ein übergreifendes Konzept? Sheldrake vertritt die Meinung, dass eine Ganzheit – etwa der Organismus Wald – durch ein morphisches Feld organisiert wird, denn die Ganzheit ist mehr als die Summe ihrer Teile. Ein morphisches Feld ist ein formgebendes Feld, das die Materie organisiert. Jede Organisation korrespondiert mit einem solchen Feld. Den Bauplan, das organisierende Prinzip, könnte man auch als kollektives Gedächtnis der Natur bezeichnen. Seine Ausdrucksform ist die Vibration, die Gleichschwingung ähnlicher Formen über Zeit und Raum hinweg.

Zwischen dem morphischen Feld und einem Organismus besteht eine ständige Wechselwirkung: Informationen werden ausgetauscht. Informationen sind es auch, die unser Leben und unsere Wirklichkeit prägen, denn ebenso unsere eigenen Ideen, Vorstellungen und Emotionen erzeugen ein Feld. Verändern wir unsere Gedanken und Gefühle, ändert sich das Feld entsprechend. Deshalb können wir auch sagen: Wir erschaffen unsere Wirklichkeit – wir selbst sind unseres Glückes Schmied.

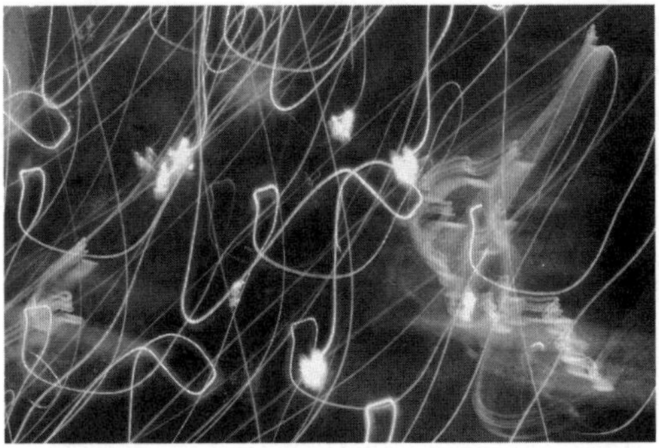

Das Resonanzprinzip

Unser Leben lang befinden wir uns in Kommunikation und Interaktion mit unserer Umwelt. Mit ihr tauschen wir permanent „Informationen" aus – das sind Schwingungen, die von außen auf uns einwirken und die auch unser Organismus nach außen hin abstrahlt.

Auf physikalischer Ebene basiert diese Theorie auf den wissenschaftlichen Untersuchungen von Le Bon und Alexander Gurwitsch: Alles schwingt und alles strahlt. Demnach wirkt die DNS (Desoxyribonukleinsäure), die Erbinformation, in jedem unserer Zellkerne vermutlich als eine Art „Hohlraumresonator" – gleichzeitig als Antenne und Sender.

Manchmal können wir solche Schwingungen auch fühlen. Wenn wir einen Menschen treffen, treten wir mit ihm in Resonanz: Wir wissen meist im Bruchteil einer Sekunde, ob er uns sympathisch oder unsympathisch ist – ob er mit uns auf der gleichen Wellenlänge liegt, oder ob er uns „gegen den Strich geht".

Das Resonanzprinzip

Befindet sich eine angeschlagene Stimmgabel auf dem Tisch und stellt man eine in Ruhe befindliche dazu, wird auch diese anfangen zu schwingen: Sie geht in Resonanz zur Frequenz der schwingenden Stimmgabel und agiert gleichzeitig als Antenne und als Sender.

Ganz genauso verhält es sich mit allen Schwingungen, die auf das System Mensch treffen: Wir treten mit diesen Wellen in Resonanz. Die individuellen Informationen, die von den auf uns treffenden Wellen transportiert werden, sind oftmals entscheidend dafür, wie unser Organismus darauf reagiert: Entweder sind die Schwingungen für uns verträglich oder unverträglich. Auf diesem Resonanzprinzip basieren die Verträglichkeitstestungen der sensitiven Resonanztherapien.

Treffen zum Beispiel künstlich hergestellte elektrische oder magnetische Felder auf uns und wir fühlen uns nicht mehr wohl, dann sprechen wir von Elektrosmog, also von einer Unverträglichkeit dieser Schwingungen. Positive Schwingungen hingegen wirken harmonisierend auf unseren Organismus ein und können die Selbstheilungskräfte stärken und aktivieren.

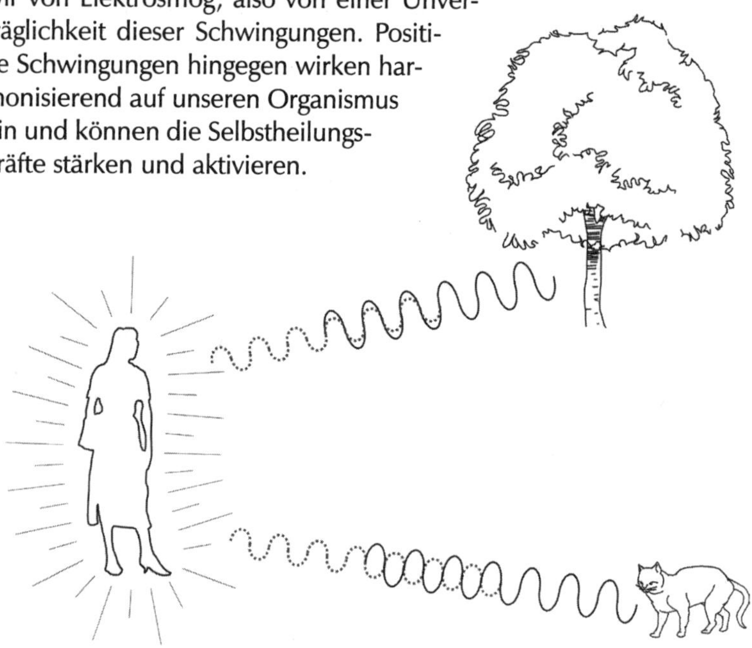

Im abgebildeten Schaubild hat die obere Welle (des Baumes) die gleiche Frequenz und eine größere Amplitude als die Schwingung, die von der Frau ausgeht. Diese Schwingung ist sehr verträglich und stärkt unsere Eigenschwingung. Die größere Amplitude stört die Verträglichkeit nicht.

Haben die Wellen jedoch eine unterschiedliche Frequenz, wird unsere Eigenschwingung geschwächt – eine Unverträglichkeit liegt vor. Das verdeutlicht die abgebildete untere Welle. Die Schwingung der Katze kreuzt sich quasi mit der Schwingung der Frau, was für uns nicht verträglich ist.

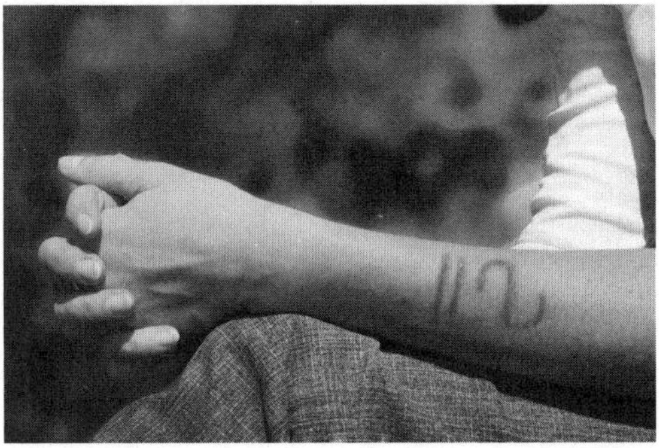

Heilen mit geometrischen Zeichen

Auch geometrische Zeichen senden Schwingungen aus. Werden Symbole zum Beispiel auf die Haut gemalt, kann das – je nach Platzierung und Art der Zeichen – Schwingungen im Energiefeld des Menschen bzw. im Energiefluss der Meridiane verändern. Dieses Erfahrungswissen ist die Basis der sogenannten Informationsmedizin.

Die Verwendung von geometrischen Zeichen und Symbolen zur Veränderung von energetischen Schwingungen ist keine Erfindung der Neuzeit. Symbole spielten in allen Kulturen eine große Rolle, denn sie sind Träger von energetischen Botschaften in komprimierter Form. Denken wir nur an die Kriegsbemalung der Indianer – und wer weiß, vielleicht verstehen wir erst jetzt den Sinn des Sprichwortes: „Ein Indianer kennt keinen Schmerz!"

Körperbemalungen wurden rund um den Globus eingesetzt, von der Südsee bis nach Afrika und Indien. Trotz räumlicher und zeitlicher Trennung und ohne Kontaktmöglichkeit der verschiedenen Völker untereinander verwendeten viele Kulturen ähnliche geometrische Formen – zum Beispiel mehrere parallele Striche. Denken wir auch an Ötzi, die rund 5000 Jahre alte Gletschermumie, auf der „Tätowierungen" aus Strichen und Kreuzen an lädierten Körperstellen entdeckt wurden.

Bei einigen Menschen mag die Arbeit mit Symbolen negativ belastet sein, diese Ablehnung tritt besonders häufig in europäischen Breitengraden auf. Da der Klerus im Mittelalter versucht hatte, die meisten Überlieferungen durch Inquisition und Hexenprozesse zu eliminieren,

Lieferte Ötzi den Beweis für eine Akupunkturlehre?

Das glauben auf jeden Fall Meridian-Therapie-Experten, die sich intensiv mit dem Fund der Gletscherleiche Ötzi beschäftigten. Ötzi wurde 1991 in den Tiroler Alpen gefunden, sein Alter wird auf mindestens 5.000 Jahre geschätzt.

In einer Spezial-Konservierungskammer in Bozen wurden die 47 strichförmigen Tätowierungen vermessen und fotografiert und mit den Akupunkturpunkten aus der Traditionellen Chinesischen Medizin (TCM) verglichen. Die Resultate waren erstaunlich: Die meisten Punkte korrelierten mit der klassischen Akupunkturlehre. Die Meridian-Therapie-Experten vermuten daher, dass damit Ötzis Gelenkabnutzungen an Lendenwirbeln und Beingelenken behandelt wurden. Strich-Tätowierungen auf dem Gallenblasen-, Leber- und Milzmeridian lassen vermuten, dass Ötzi möglicherweise unter Magen-Darm-Beschwerden litt. In jedem Fall lassen diese Untersuchungsergebnisse neue Diskussionen zu, ob denn die Akupunkturlehre ihren Ursprung tatsächlich in China hatte oder eventuell weiter westlich in Eurasien.

Unabhängig von der Akupunktur bestehen aber noch einige andere Lehren und Systeme über Energieleitbahnen und energetische Punkte am Körper, wie etwa die Triggerpunkte nach Simons und Travell, die Head'schen Zonen oder die Punkte beim japanischen Heilströmen. Aus dem Yoga und dem Tantra sind die sogenannten Nadis bekannt – in alten Schriften ist von 72.000 bis 350.000 solcher Nadis am Körper die Rede.

fehlen unserem Kulturkreis rund 500 Jahre sensitiven Umgangs mit Symbolen.

Heilen mit geometrischen Zeichen hat nichts zu tun mit Zauberei oder Magie. Vielmehr nutzen wir damit lange verschollenes Wissen unserer Vorfahren, das auch dank Erich Körblers aus dem Gedächtnis der Natur, dem morphischen Feld, wieder zu uns kommt und heute auch mit quantenphysikalischen Modellen erklärt werden kann. Und so erlebt die sensitive Arbeit mit Symbolen eine Renaissance, und auch Kinesiologen benutzen verschiedene Symbole, um bei Klienten verlorene Balance wiederherzustellen oder Stress abzubauen.

Aber auch andere Analogien zeigen auf, wie heilsam Symbole unsere Wirklichkeit beeinflussen können: Dass im morphischen Feld Symbolhaftes, archetypische Figuren oder Mandalas abgespeichert sind, hat auch schon C. G. Jung mit seiner Theorie des kollektiven Unbewussten deutlich veranschaulicht.

Symbole sind allgegenwärtig: Radkreuz; Johanniter-/Malteserkreuz; Kardinalskreuz; Rune Fehu; Rune Wunjo, Blume des Lebens (v. l.).

Ein Symbol (griech. symbolon = Verbindung) ist also auch stets ein Sinnbild, das uns mit seiner verbindenden Kraft helfen kann, eine verträgliche Schwingung zwischen dem Formgebenden (Krankheit, Schmerz) und dem Feinstofflichen (Schwingung, die auf uns einwirkt) herzustellen – also zwischen Materie und Bewusstsein.

Heilende Zeichen

Erich Körbler war es, der das Grundmuster hinter all den Symbolen der verschiedensten Kulturen auf Basis der Elektronik und der Chaostheorie wiederentdeckte: ein bis neun parallele Striche, das daraus zu konstruierende balkengleiche Kreuz, die Lebensrune Ypsilon und die Sinusform.

Alle hier eingesetzten Symbole bzw. geometrischen Zeichen wurden aus dem Wissen über die Einflüsse von einfachen Strichen bzw. deren Kombinationen weiterentwickelt.

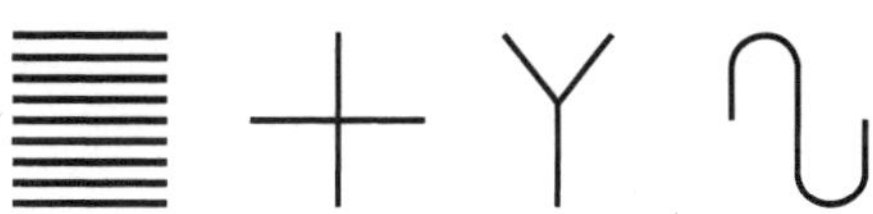

Nun möchten wir diese „Strichcodes" im Einzelnen besprechen. In den folgenden Kapiteln erfahren Sie, wie die Neue Homöopathie mit diesen Zeichen arbeitet und wie Sie mit der Technik der Einhandrute austesten können, welches Zeichen in welchem Fall zum Einsatz kommt.

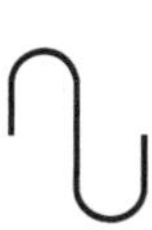

Sinus: Das Umkehrzeichen

Das Sinuszeichen ist immer ein Umkehrzeichen: Es wandelt unverträgliche Informationen in verträgliche um – und auch umgekehrt; daher sollte dieses Zeichen achtsam verwendet werden. Denn wird dieses Zeichen beispielsweise zu lange verwendet, kehrt es Positives wieder ins Negative um.

Der Sinus ist vielseitig einsetzbar, nicht nur am Körper durch das direkte Aufmalen auf die Haut, sondern auch zum „Umschreiben“ aller erdenklichen unverträglichen Informationen (Beschwerden, Krankheiten, negative Glaubenssätze etc.).

Die Lebensrune Ypsilon: Verstärkung

Das Y ist ein häufig angewandtes Zeichen, das im Gegensatz zum Sinus stets positiv wirkt: Unverträgliche Informationen werden in verträgliche gewandelt, verträgliche Informationen bleiben verträglich und werden gestärkt. Diese Eigenschaft macht man sich häufig beim Informieren von Wasser zunutze, um beispielsweise eine positive Affirmation zu verstärken. Außerdem steht es immer am Ende der Kette einer erfolgreichen Wasserübertragung, um die Information dauerhaft im Körper zu stabilisieren. Auf dem Körper selbst wird das Ypsilon nur sehr selten und nur bei bestimmten Beschwerden verwendet.

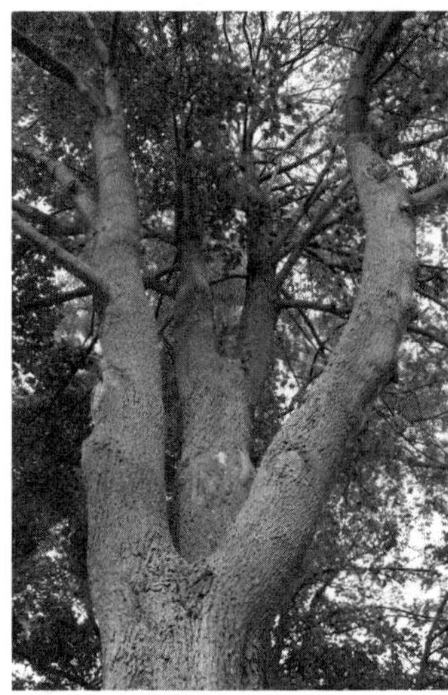

In der Natur gibt es sehr viele Erscheinungen, in denen sich das Ypsilon-Symbol offenbart. Antikörper haben eine Ypsilonform und machen beim Andocken an Zellen Bakterien oder Viren unschädlich. Wachsen Bäume auf geopathischen Störzonen, spaltet sich der Stamm, um auszuweichen. Der Baum nimmt dadurch quasi eine Ypsilonform an. Auch das Wassermolekül ist ypsilonförmig.

Das balkengleiche Kreuz: Zur Wohnraumsanierung

Das balkengleiche Kreuz wurde in allen alten Kulturen verwendet, bekannt ist es als christliches Symbol. Durch Verschieben des waagrechten Balkens nach oben wurde es zum Passions- oder Leidenskreuz. Doch nur die balkengleiche urchristliche Kreuzform wirkt energetisch schützend und abschirmend. Auch Gebäudeversicherungen in der Schweiz ist die schützende Eigenschaft des balkengleichen Kreuzes aufgefallen: Sie beobachteten, dass Häuser, deren Fenster mit balkengleichen Kreuzen versehen sind, weniger einbruchgefährdet sind.

Code 15

Erfahrungsbericht: Geometrische Zeichen bei Schnitt- und Brandwunden

Petra S. kam mit einer starken Schnittverletzung zu mir. Sie hatte sich am Mittelfinger an der Stelle zwischen Grund- und Mittelglied ein 5 mm großes und 3 mm tiefes Stück Haut bei einem Unfall abgeschnitten. Die Wunde verursachte starke Schmerzen und sie spürte heftiges Pochen in der Wunde. Ich legte ihr ein Wundpflaster an und testete einen Grad 7 aus. Ich malte einen 2-Strich-Sinus auf das Pflaster. Unmittelbar nach dem Auftragen berichtete Petra S., dass der pochende Schmerz nachgelassen hatte. Die Dauer für das Tragen des Zeichens testete 7 Tage und ich empfahl ihr, das Zeichen bei Pflasterwechsel über diesen Zeitraum selbst aufzumalen. Sie zeigte mir nach 10 Tagen ihren Finger und berichtete über einen fast schmerzfreien Heilungsverlauf. Die abgetrennte Haut hatte sich vollständig erneuert. Vier Wochen später war die Schnittwunde völlig ausgeheilt und es war keine Narbe zurückgeblieben.

Uwe. B. hatte sich eine tiefe Brandwunde am Nagelbett seines linken Daumens zugezogen und klagte über starke Schmerzen. Die Verbrennung war 3. Grades und ca. 8 mm im Durchmesser. Ich testete Grad 7 aus, riet ihm, ein Wundpflaster auf die Wunde zu kleben und ein entsprechendes geometrisches Zeichen auf das Pflaster zu malen. Der Schmerz ließ sofort nach. Die Dauer testete ich mit 7 Tagen. Uwe B. zeigte mir seinen Daumen nach Ablauf dieser Woche und berichtete von einem schmerzfreien Heilungsverlauf. Die Brandwunde war vollständig ausgeheilt. Es blieb auch hier keine Narbe zurück.

In der Informationsmedizin findet das balkengleiche Kreuz hauptsächlich bei der Wohnraumsanierung Anwendung, um zum Beispiel Wasseradern oder geopathogene Zonen zu entstören. Es hat abschirmende Wirkung; unverträgliche Strahlen sind zwar noch vorhanden, aber der Körper reagiert nicht mehr negativ auf sie. Als aufgemaltes Heilzeichen wird es selten verwendet, es gibt jedoch Erfahrungsberichte von Anwender/innen, die dem Kreuz eine vor Kälte schützende Funktion zuschreiben.

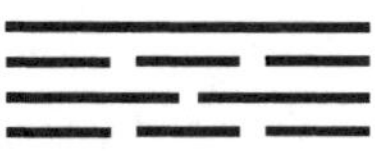

Das Elektrosmogsymbol: Senkt die Elektrosmogbelastung

Dieses Zeichen, das an ein I-Ging-Zeichen erinnert, besteht aus einer speziellen Strichkombination und wird hauptsächlich bei Elektrosmog- und Erdstrahlenbelastung, die am Akupunkturpunkt

LG 20, an der höchsten Stelle des Scheitels, getestet werden kann, verwendet. Zum „Entladen" des Körpers muss man dieses Zeichen lediglich ein paar Minuten lang ansehen. Um elektrische Geräte, etwa Handys, zu entstören, kann dieses Zeichen einfach auf das jeweilige Gerät aufgeklebt werden.

Code 3

Erfahrungsbericht: Zahnschmerzen

Meine Freundin hatte seit ein paar Tagen immer wieder einmal leichte Zahnschmerzen. Es war Weihnachten und ich war bei ihr zum Essen eingeladen. Als ich kam, hatte sie zwar noch gekocht, konnte aber vor lauter Zahnschmerzen selbst keinen Bissen mehr essen. Eigentlich wäre der Abend damit gelaufen gewesen, aber ich dachte, ich könnte ja wenigstens versuchen, ihr die Schmerzen zu erleichtern. Ich hatte keine Rute dabei, malte ihr aber einfach ein großes Sinus auf die entsprechende Backe. Innerhalb weniger Minuten verschwanden die Schmerzen fast völlig. Meine Freundin konnte das Essen genießen, wir hatten einen schönen Weihnachtsabend und sie konnte den Zahnarztbesuch durch die heilende Kurve auf der Backe bis nach den Feiertagen hinauszögern.

Code 8

Erfahrungsbericht: Wechseljahresbeschwerden

Karin, 42 Jahre, litt seit einigen Wochen unter Einschlaf- und Durchschlafstörungen, am Tag darauf fühlte sie sich dann wie erschlagen. Ich machte die Energie-Balance für Karin und erstellte danach ein Blatt mit den möglichen Ursachen ihrer Beschwerden. Bei dem Punkt „beginnende Wechseljahre" testete ich eine Störung. Dann übertrugen wir die Informationen „beginnende Wechseljahre, Schlafstörungen" mit den entsprechenden Strichcodes auf Wasser. Zudem erstellte ich für Karin einen „Heilauftrag" mit der Information: „Heilauftrag! Hormonhaushalt ausgleichen (mit einem Y darüber), danke!" Ich testete für Karin aus, wo und wie lange sie den Zettel aufhängen sollte (in diesem Fall auf einem Engelbild, Platzierung des Zettels im Bereich der Schilddrüse). Karin schlief bereits in jener Nacht tief und fest wie ein Bär.

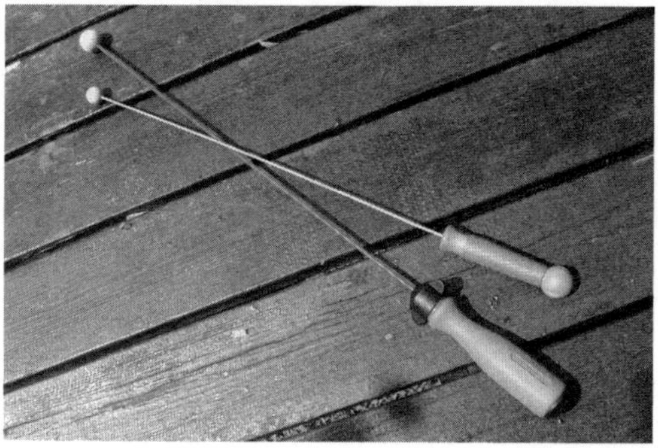

Das Testverfahren im Resonanzprinzip

Umgang mit der Einhandrute – persönliche Eichung

Für das Testverfahren im Resonanzprinzip benutzt man eine einfach konstruierte Einhandrute, auch Tensor genannt. Der Umgang mit diesem „Zauberstab der Neuzeit" ist sehr einfach – Vorkenntnisse, mediale Begabung oder ähnliche Fähigkeiten werden nicht benötigt. Durch viele Versuche zum optimalen Schwingungsverhalten gibt es in der Neuen Homöopathie zwar festgelegte Griffgrößen, Längen des Tensors und die Festlegung auf die Verwendung einer Holzkugel – und unserer Erfahrung nach ist diese Einhandrute in der Tat ein wunderbar einfacher und gut funktionierender Tensor. Jedoch werden viele weitere, neu entwickelte Modelle – aus anderen Materialien (z. B. Bergkristall) und in anderen Größenverhältnissen – angeboten, die ebenfalls gut funktionieren. Teilnehmer von Rutenkursen sollten daher immer individuell ausprobieren, mit welcher Art von Tensor sie am besten arbeiten können.

Um mit dieser Einhandrute nun auch richtig umgehen und die Aussage des Ausschlags überhaupt interpretieren zu können, ist – wie bei jedem anderen Messinstrument auch – die Eichung zunächst der erste Schritt. Rechtshänder nehmen dazu die Rute in die rechte Hand, Linkshänder in die linke. Nun stellt man sich vor seinem geistigen Auge und mit seinem ganzen Gefühl eine positive Sache vor, zum Beispiel einen Sonnenuntergang, oder man sagt Positives/Bestärkendes wie: „Super,

super, super – ja, ja, ja." Wichtig ist jetzt, den ersten Rutenausschlag zu beobachten. Er wird waagrecht oder senkrecht sein. Dann denkt man an etwas Negatives oder Unangenehmes – die Rute wird in die entgegengesetzte Richtung ausschlagen.

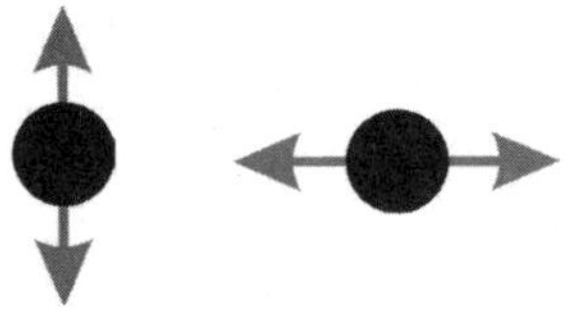

Horizontaler beziehungsweise vertikaler Ausschlag der Rute.

Am besten ist natürlich, dieses Testverfahren in einem Kurs zu erlernen, weil man viele Tipps zum richtigen Umgang mit der Einhandrute erhält und erst viel Übung und Praxis die nötige Sicherheit bringen. Das ist wichtig, denn auf diesem Testverfahren im Resonanzprinzip baut die weitere Arbeit der Informationsmedizin auf. Zum Üben werden Testgegenstände in die linke (bei Linkshändern die rechte) Hand genommen, oder man zeigt mit dem Zeigefinger darauf. Dann beobachtet man den Rutenausschlag: Er zeigt „verträglich" oder „unverträglich" an, ist also je nach Polung waagrecht oder senkrecht. Zum Üben eignet sich zum Beispiel das Testen der Verträglichkeit von Lebensmitteln, Kosmetika, Waschmittel, Wasser etc.

Die klassische Apfel-Übung

Für Rutenneulinge ist die „Apfel-Testung" ideal. Nehmen Sie dazu einen guten Apfel (z. B. frischer Bio-Apfel) in die linke Hand testen Sie ihn aus. Dann mit dem linken Zeigefinger auf eine faule Stelle in einem anderen Apfel deuten – der Rutenausschlag zeigt sofort unverträglich an.

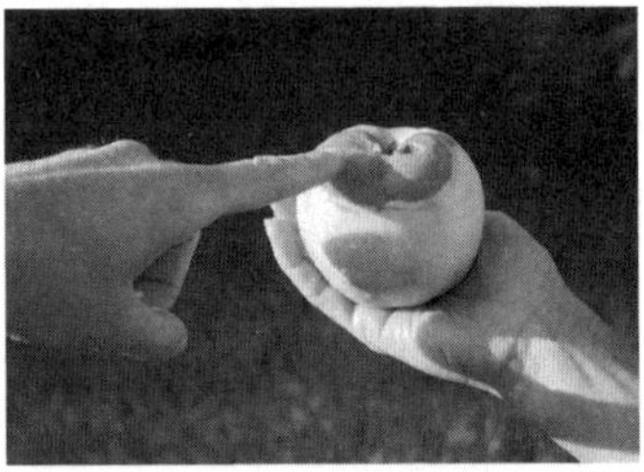

Beurteilung der Testfähigkeit

Vor jeder Testung sollte man zwei Dinge tun:

- sich mental öffnen und
- seine eigene Testfähigkeit feststellen.

Beides ist gleichermaßen wichtig, um optimale Testergebnisse zu erzielen!

Stellen Sie sich vor jeder sensitiven Arbeit mental darauf ein. Kinesiologische Übungen können hier helfen, Stress abzubauen und die beiden Gehirnhälften miteinander zu verbinden. Meditationen, bei denen man sich beispielsweise vorstellt, wie man unter einer Golddusche von allem gereinigt wird, was in irgendeiner Weise für einen selbst negativ belastend ist, helfen, sich mit dem Universum zu verbinden und sich auf die Testung einzustellen. Bei der Arbeit mit Patienten ist es hilfreich, vor seinem geistigen Auge ein eigenes „Heilungsbild" zu kreieren, indem man zum Beispiel durch eine offene Türe geht, um sich so symbolisch für die Arbeit mit dem Patienten zu öffnen. Ist die therapeutische Arbeit abgeschlossen, geht man erneut in sein imaginäres Heilungsbild und schließt die Türe hinter sich wieder zu.

So eingestimmt geht man nun daran, seine eigene Testfähigkeit zu beurteilen. Dies geschieht in drei kleinen Schritten:

1.) Rechte/Linke Gehirnhemisphäre testen

Die linke Hand (bei Linkshändern die rechte) in einigen Zentimetern Abstand nacheinander über die rechte und linke Gehirnhemisphäre halten. Die Rute dabei entspannt in der rechten Hand halten. Die Rutenspitze muss in beiden Fällen positiv ausschlagen.

Falls das nicht der Fall sein sollte, ist man in diesem Moment nicht testfähig. Dann mit dem Daumennagel ein oder zwei Striche auf der Scheitelhöhe von der einen zu der anderen Seite zeichnen. Das verbindet die beiden Gehirnhälften miteinander und macht für ca. 20 Minuten testfähig.

Beim erneuten Testen sollte die Rute nun einen positiven Ausschlag haben.

2.) Psychische Momentansituation – den Hinterkopf testen

Auf dieselbe Art und Weise nun die Testfähigkeit am Hinterkopf abfragen. Auch hier gilt: Testfähig ist, wer einen positiven Rutenausschlag hat. Falls der Rutenausschlag negativ ist, mit einem Fingernagel auf der Mittellinie von der Scheitelhöhe (höchster Punkt des Schädels LG20) bis zum Nacken zwei kräftige Striche zeichnen.

Beim erneuten Testen muss die Rute positiv ausschlagen.

3.) Resonanz Biosystem/Umgebung – Elektrosmog und Erdstrahlen

Den linken Zeigefinger oder Handteller über den höchsten Punkt des Scheitels (LG20) halten. Testfähig ist man, wenn die Rute einen positiven

Ausschlag anzeigt. Falls eine Drehung kommt, liegt eine Elektrosmogbelastung vor. Falls der Rutenausschlag negativ ist, liegt eine geopathische Störung vor, also eine Belastung aufgrund von Erdstrahlen. Beides beeinflusst die Testfähigkeit negativ. Gegebenenfalls den Ort wechseln oder ein paar Minuten das Elektrosmogsymbol ansehen und dann erneut testen. Der Rutenausschlag sollte dann positiv sein.

Hat man sich auf diese Weise testfähig gemacht, kann man davon ausgehen, dass dieser Zustand ca. 15 bis 30 Minuten anhält.

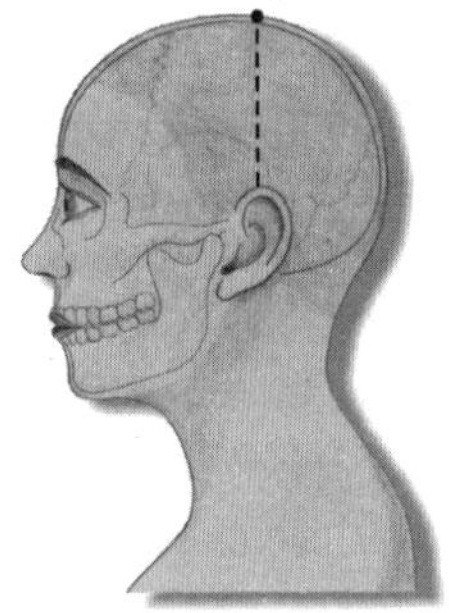

Der höchste Scheitelpunkt LG20.

Absichtsloses Testen

Wichtig ist das „absichtslose Testen", denn Erwartungen und Vorprogrammierungen können das Ergebnis beeinflussen. Das spielt nicht nur bei sensitiven Resonanzverfahren eine große Rolle, auch bei anderen Testverfahren (z. B. Kinesiologie) ist es wichtig, dass der Therapeut „absichtslos" testet.

Selbst in der wissenschaftlichen Forschung kennt man das Phänomen, dass die dahinterstehende Absicht, ein bestimmtes Ergebnis erhalten zu wollen, Versuchsreihen beeinflussen kann. Um dies zu umgehen, werden zum Beispiel in der Arzneimittelforschung „Doppelblind-Studien" durchgeführt, so dass weder Arzt noch Patient wissen, ob gerade Medikament oder Placebo (Scheinmedikament) eingenommen werden.

Um absichtslos testen zu können, müssen wir uns aber nicht die Augen verbinden. Bleiben Sie einfach entspannt und unvoreingenommen!

Aus der therapeutischen Praxis

Wir wissen von einem Patienten, dass er Amalgam-Plomben hat. Dennoch sollten wir nicht die Erwartungshaltung haben, dass der entsprechende Akupunkturpunkt bei ihm negativ testet. Es kann sein, dass dieser Patient kein Problem mit Amalgam hat und er es momentan gut verträgt oder dass andere zu bearbeitende Probleme momentan im Vordergrund stehen und zuerst angegangen werden müssen. Vielleicht testet der Amalgam-Punkt dann in einer der nächsten Sitzungen – oder auch nicht.

Zugegeben, unvoreingenommen zu sein ist gar nicht so einfach. Denn im Laufe unseres Alltags, in dem wir ständig von unzähligen Informationen überflutet werden, hat unser Gehirn sehr viele Schubladen angelegt, in denen vorgefertigte Meinungen, Urteile oder sogar Verurteilungen für jede Lebenslage parat liegen. Das führt uns aber leider dazu, dass wir häufig erst denken und dann sehen.

Absichtslos testen bedeutet also auch, durch Achtsamkeit alle Antennen auf Empfang zu stellen, um uns in einen Zustand der Präsenz zu versetzen: Erst sehen, dann denken!

Nur im Hier und Jetzt verzichten wir auf schematische Denkweisen und sind „offen für alles". Achtsam sein bedeutet auch, die Dinge durch sich selbst sprechen zu lassen – dann ist reines Beobachten ohne Wertungen, Vorurteile oder Vorprogrammierungen möglich.

Wichtig: Vertrauen entwickeln!

Wichtig bei der Arbeit mit der Einhandrute ist nicht nur das absichtslose Testen, sondern man muss gleichermaßen auch Vertrauen in die eigenen Testergebnisse entwickeln. Wer häufig von Zweifeln geplagt wird, ob denn seine Ergebnisse stimmen, der sollte viel üben! Denn auch hier wie in allen anderen Disziplinen gilt: Übung macht den Meister! Natürlich gibt es manchmal Gründe dafür, dass man zum Beispiel an verschiedenen Tagen verschiedene Testergebnisse für die gleiche Abfrage erhält – etwa bei Lebensmittelunverträglichkeiten. Dann sollte man seine Testergebnisse aufschreiben und einen „Trend" ermitteln.

Der energetische Kreis – Erweiterung der Testmöglichkeiten

Wir wissen jetzt, dass alles Schwingung ist und wir uns in ständigem Austausch mit unserer Umwelt befinden. Alle Einflüsse, die von außen auf uns einströmen, können wir nun schon auf ihre Verträglichkeit oder Unverträglichkeit für unser Biosystem hin testen. Bis jetzt wissen wir aber nur, *ob* ein Lebensmittel, ein Medikament, ein Stein, ein Gedanke für uns verträglich und harmonisch ist – oder *ob* nicht.

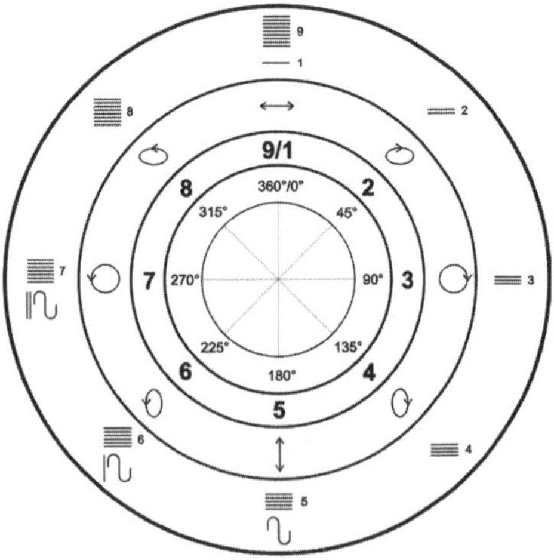

Der energetische Kreis.

Wer den Umgang mit der Einhandrute gelernt hat, dem eröffnen sich jedoch noch mehr Testmöglichkeiten. Sie können feststellen, *wie gut* verträglich ein Lebensmittel für Sie ist, *wie schädlich* giftige Substanzen oder Schwermetalle für Ihren Organismus sind oder auch *wie stark* Sie ein negativer Glaubenssatz blockieren kann.

Jede Schwingung, gleich ob sie von einem Blütenpollen oder von einem negativen Gedanken ausgeht, hat ihre charakteristische Wellenlänge und ihren ganz eigenen Informationsgehalt. Diese schwingende Information kann nicht nur nach dem Ja-Nein-Prinzip gemessen werden, sondern auch nach deren Graduierung. Diese Graduierung wollen wir uns nun im „Energiekreis" ansehen.

Dieser „Energiekreis" zeigt die Verträglichkeit oder den Schweregrad der Belastung/Unverträglichkeit für den Gesamtorganismus an – völlig unabhängig davon, ob der Einfluss von außen auf Ihren Organismus trifft (z. B. allergieauslösende Birkenpollen) oder ob die Blockade in Ihrem Inneren entstanden ist (z. B. durch einen hartnäckigen Gedanken, der Ihnen im wahrsten Sinne des Wortes immer wieder „Kopfschmerzen" bereitet).

Code 9

Erfahrungsbericht: Mückenschutz im Urlaub

Ich verbrachte meinen Sommerurlaub auf Korfu, dort wimmelte es nachts nur so vor Mücken ... In meinem Hotelzimmer angekommen, zählte ich vier bis fünf Mücken und ich befestigte das eigens für den Urlaub besorgte Moskitonetz sofort an der Decke über dem Bett. Da mir das Summen von Mücken zu Hause auch immer den Schlaf raubt, beschloss ich, das Zimmer in Bezug auf die Mücken auszutesten. Ich schrieb auf einen Zettel den Namen des Hauses, die Zimmernummer und den Begriff „Mücken", dazu malte ich das ausgetestete Zeichen. Diesen Zettel legte ich im Zimmer offen aus.

Anschließend lüftete ich (Durchzug) und die meisten Mücken flogen ins Freie, andere flogen mir direkt vor die Nase und ich konnte sie erschlagen. Dann war mein Zimmer frei von Mücken. Nach etwa sechs Tagen hatte ich plötzlich wieder fünf Mücken im Zimmer. Ich testete meinen Zettel, das Zeichen war inzwischen zu hoch. Ich gebrauchte dann für den Rest des Urlaubs einen etwas schwächer wirkenden Strichcode. Dadurch war mein Zimmer wieder mückenfreie Zone.

Bemerkenswert war, dass der Zettel nur in dem Raum wirkte, in dem er offen auslag. Denn es gab mit dieser Zimmernummer zwei Zimmer, eine gemeinsame Küche und ein gemeinsames Bad. Die anderen Räume wurden von den Mücken immer noch aufgesucht. Andere Feriengäste berichteten von 10–20 Mücken pro Nacht. Die Urlauber waren zum Teil stark an den Ellenbogen zerstochen, weil sie damit im Schlaf ans Netz gekommen waren. Dank meiner Informationszettel hätte ich vermutlich nicht einmal ein Moskitonetz gebraucht.

Die acht Stufen der Verträglichkeit

Wie verträglich oder unverträglich eine Schwingung für das Biosystem ist, können wir an acht unterschiedlichen Ausschlägen der Einhandrute erkennen.

Grad 1
= verträglich = absolut ungestörtes harmonisches Fließgleichgewicht. Das ist Ihre Ja-Bewegung:

 oder  – je nachdem, wie Sie Ihr „Verträglich" definiert haben, ein horizontaler oder vertikaler Ausschlag. (Die Abbildung des Energiekreises zeigt bei Grad 1 einen horizontalen Ausschlag und bei Grad 5 einen vertikalen. Wenn Sie bei Grad 1 einen vertikalen Ausschlag definiert haben, ist entsprechend Ihr Grad 5 ein horizontaler Ausschlag; diese beiden Ausschläge sind dann also vertauscht, alle anderen bleiben gleich.) Im Kreis zeigt sich Grad 1 bei 0°=360°. Das zugeordnete Zeichen: 1 Strich.

Grad 2
= sehr geringe Belastung. Der Tensor zeigt eine rechtsdrehende liegende Ellipse. Im Kreis zeigt sich Grad 2 bei 45°. Zugeordnetes Zeichen: 2 parallele Striche.

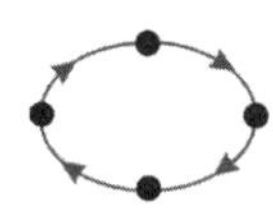

Grad 3
= geringgradige Belastung. Der Tensor zeigt einen rechtsdrehenden Kreis. Im Energiekreis zeigt sich Grad 3 bei 90°. Zugeordnetes Zeichen: 3 parallele Striche.

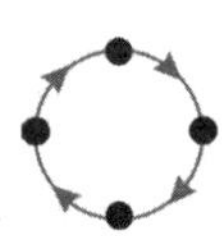

Grad 4
= mittlere Belastung. Der Tensor zeigt eine stehende Ellipse mit Rechtsdrehung. Im Energiekreis zeigt sich Grad 4 bei 135°. Zugeordnetes Zeichen: 4 parallele Striche.

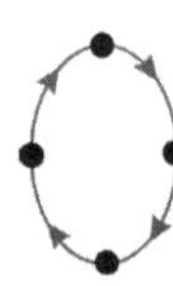

Grad 5

oder

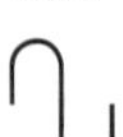

= unverträglich. Das ist Ihre „Nein-Bewegung", Ihr definiertes „Unverträglich". Wenn Sie also bei Grad 1 einen horizontalen Rutenausschlag hatten, dann muss hier ein vertikaler Ausschlag erfolgen. Im Kreis zeigt sich Grad 5 bei 180°, also genau gegenüber dem völlig ausgeglichenen Grad 1. Die zugeordneten Zeichen sind entweder 5 parallele Striche oder das „Umkehrzeichen“ Sinus.

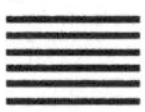
oder
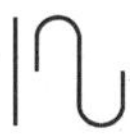

Grad 6

= starke Belastung. Der Tensor zeigt eine stehende Ellipse mit Linksdrehung. Im Energiekreis zeigt sich Grad 6 bei 225°. Zugeordnete Zeichen sind 6 parallele Striche oder 1-Strich-Sinus.

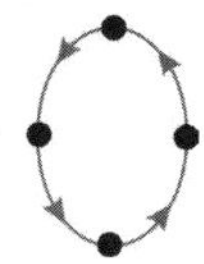

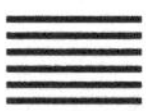
oder
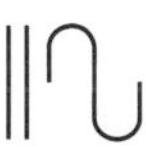

Grad 7

= sehr starke Belastung. Der Tensor zeigt einen Linkskreis. Im Energiekreis zeigt sich Grad 7 bei 270°. Zugeordnete Zeichen sind 7 parallele Striche oder 2-Strich-Sinus.

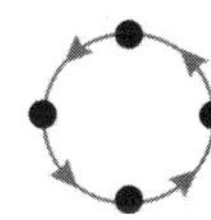

oder
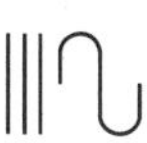

Grad 8

= außerordentlich starke Belastung. Der Tensor zeigt eine linksdrehende liegende Ellipse. Im Energiekreis zeigt sich Grad 8 bei 315°. Zugeordnete Zeichen sind 8 parallele Striche oder 3-Strich-Sinus.

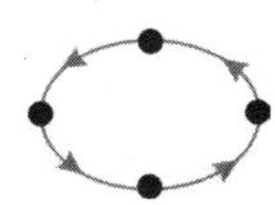

Anmerkung: *Der Energiekreis ist ein Denk- und Arbeitsmodell. In der Praxis kommt eine sehr starke Belastung, wie sie Grad 8 ausdrückt, so gut wie nicht vor. Selbst wenn Sie einmal eine derartige Belastung feststellen sollten, reicht zum energetischen Ausgleich das Symbol von Grad 7 meist aus, also 7 Striche oder 2-Strich-Sinus. Fragen Sie nach: „Reicht zum Ausgleich 2-Strich-Sinus?“ Wenn ein „Ja“ kommt, akzeptieren Sie es, denn 3-Strich-Sinus oder 8 Striche würden den Organismus womöglich überfordern.*

Grad 9

Der Tensor zeigt die gleiche Bewegung und schwingt in die gleiche Richtung wie bei Grad 1, unter Umständen aber etwas stärker. Hier schließt sich der Kreis. So wie wir einen Lebenszyklus durchlaufen, ist das Ende des Kreises gleichzeitig der Neubeginn, der Tod auch die Wiedergeburt. Aus dieser philosophischen Sicht ist es logisch, dass sich der Rutenausschlag bei Grad 9 in die gleiche Richtung bewegt wie bei Grad 1; 360°=0°. Der eventuell stärkere Ausschlag deutet aber an, dass wir uns jetzt auf der nächst höheren Schwingungsebene befinden.

Im Energiekreis zeigt sich Grad 9 bei 360°. Zugeordnetes Zeichen: 9 parallele Striche.

In der Praxis haben die 9 Striche meist Sonderfunktionen, sie werden nicht wie die anderen Symbole zur „Umkehr" von Unverträglichkeiten benutzt. Hier in die Tiefe zu gehen, würde aber den Rahmen dieses Buches sprengen.

Das Hexeneinmaleins
Du mußt verstehn!
Aus Eins mach Zehn,
Und Zwei laß gehn
Und Drei mach gleich,
So bist du reich.
Verliere die Vier!

Aus Fünf und Sechs,
So sagt die Hex,
Mach Sieben und Acht,
So ist's vollbracht:
Und Neun ist Eins,
Und Zehn ist keins.
Das ist das Hexeneinmaleins.

Schon Johann Wolfgang von Goethe, der Verfasser dieses Gedichts, wusste oder spürte, dass 1 und 9 gleiche Schwingungen haben …

Generell gilt: Alle Rutenausschläge im rechtsdrehenden Bereich – also bis Grad 4 – zeigen an, dass der Organismus (Körper, Seele und Geist) noch in der Lage ist, sich selbst zu helfen. Denn alles schwingt, und so manche Blockierung unterliegt quasi der „Tagesform". Ab Grad 5 ist jedoch ein Heilimpuls notwendig, denn aus dieser Blockade kommt unser Biosystem in der Regel selbst nicht mehr heraus. Alle linksdrehenden Bewegungen der Rute zeigen einen behandlungsbedürftigen Zustand an.

Der Energiekreis ist gleichzeitig

• *Diagnoseinstrument*, indem jeder Rutenausschlag anzeigt, ob die Belastung noch im grünen Bereich ist, und

• *Therapieinstrument*, indem Sie mit dem zugeordneten Zeichen sofort ein die Blockade harmonisierendes Symbol zur Hand haben, das Sie auf vielfältige Weise als Impulsgeber für die Selbstheilungskräfte des Organismus einsetzen können.

Striche, Sinuszeichen und deren Kombinationen verändern also die auf unser Biosystem auftreffenden Schwingungen in der Weise, dass sie für unseren Organismus wieder verträglich werden. Entscheidend ist, dass unsere körpereigene Schwingung wieder in Harmonie mit der „störenden" Schwingung kommt. Wir liegen dann wieder „auf einer Wellenlänge".

Übung macht den Meister

Üben Sie mit Hilfe des Energiekreises die Rutenausschläge, die Sie noch nicht gelernt haben. Prägen Sie sich ein, zu welcher Belastungsstufe der jeweilige Ausschlag gehört und welches Harmonisierungszeichen zugeordnet ist. Beispiel: Sie erhalten eine kreisende Bewegung nach links. Der Linkskreis zeigt Grad 7 an. Sie wissen, dass die Belastung mit Grad 7 schon ziemlich stark ist. Das ausgleichende Zeichen, das einen Heilimpuls geben kann, wäre hier 2-Strich-Sinus.

Wichtig: *Achten Sie auf die Fragestellung! Wie verträglich ist dieser Apfel für mich? Wie stark ist die Pollenbelastung usw.?*

Wenn Sie diese Technik mit der Einhandrute beherrschen, können Sie die richtige Strichkombination mühelos herausfinden. Zum Gewinnen von mehr Sicherheit empfehlen wir, Rutenkurse oder Grundkurse zur Neuen Homöopathie zu belegen, in denen das Modell des Energiekreises anschaulich demonstriert und dann geübt wird.

Die Strich-Sinus-Kombinationen sind äußerst vielseitig einsetzbar, nicht nur durch das direkte Aufmalen des Zeichens auf die Haut oder auf Akupunkturpunkte, sondern auch zum „Umschreiben" von unverträglichen Informationen wie Allergien, Krankheiten, Blutpilzbelastung, negativen Glaubenssätzen usw. Dazu mehr in den folgenden Kapiteln.

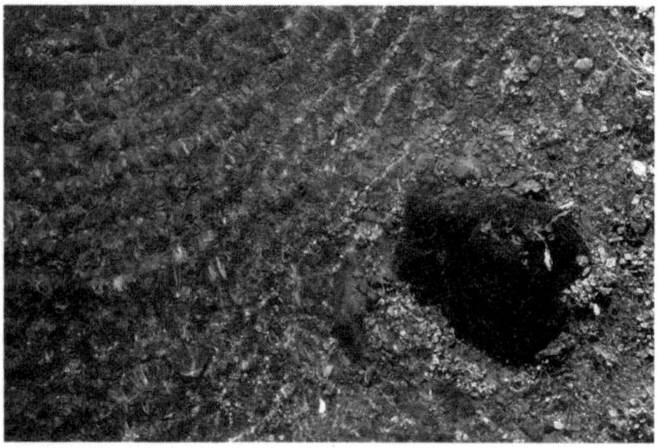

Die Heilkraft des Wassers

Wasser ist die Grundlage allen Lebens. Unsere Erde ist zu 70 % von Wasser bedeckt, ein neugeborenes Baby besteht zu 75 % aus Wasser und beim Erwachsenen entfallen immerhin noch rund 60 % des Körpergewichts auf Wasser. Die Flüssigkeit, die unsere Zellen umspült (extrazelluläres Wasser), enthält sogar über 90 % Wasser! Über die riesige Austauschfläche unserer kleinsten Blutgefäße (Kapillaren) werden fortwährend lebensnotwendige Stoffe wie Natrium, Kalium, Calcium, Magnesium, Chlorid oder Phosphat transportiert und ausgetauscht. Wasser durchdringt jede Körperzelle, nimmt Wärme auf und gibt sie langsam wieder ab und ermöglicht überhaupt erst die Kommunikation der verschiedenen Zellverbände untereinander.

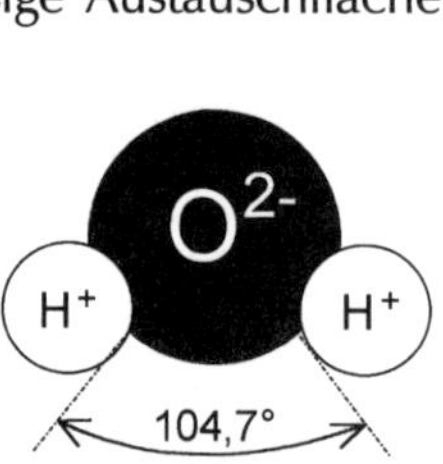

Ein Wassermolekül.

Aber Wasser ist nicht nur für unsere Körperprozesse unverzichtbar, vielmehr werden sämtliche Denkvorgänge, unser Konzentrations- und Erinnerungsvermögen und unsere Gefühlswelten entscheidend von der energetischen Kraft des Wassers beeinflusst.

Chemisch gesehen ist Wasser (H_2O) eine Verbindung zwischen zwei Wasserstoffatomen und einem Sauerstoffatom (s. Abbildung). Die H_2O-Moleküle können sich untereinander über „Wasserstoffbrücken" zu großen Haufenmolekülen verbinden, den „Clustern" (s. Abbildung S. 37).

Es gibt unzählige Möglichkeiten, wie sich Wasserstoffbrücken bilden können. Neueste Erkenntnisse aus der Biophysik zeigen, dass diese

Fähigkeit des Wassers zur Clusterbildung entscheidend dazu beiträgt, dass Wasser Informationen speichern kann.

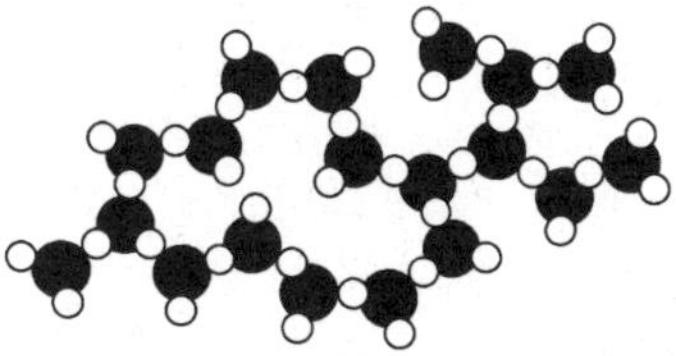

Clusterbildung von H_2O-Molekülen.

Angeregt von dem amerikanischen Biochemiker Dr. Lee H. Lorenzen begann der Japaner Masaru Emoto Mitte der 1980er Jahre, die energetische Struktur des Wassers experimentell zu erforschen. Er fotografierte unter dem Elektronenmikroskop unzählige Kristalle gefrorenen Wassers und lieferte damit erstmals eindrückliche Hinweise darauf, dass Wasser nicht nur stoffliche Substanzen übertragen kann, sondern auch auf Gedanken, Gefühle, Worte und Bilder anspricht.

Emoto beschallte Wasserproben mit Musik von Beethoven, Mozart oder Rockmusik, „besprach" das Wasser mit verschiedensten Wörtern wie „Liebe" oder „Hass" und beobachtete und fotografierte die Reaktion der Wasserkristalle darauf. Das Ergebnis war frappierend: Auf Wörter oder Sätze, mit denen gewöhnlich negative Gefühle verbunden sind (z. B. der Satz: „Du machst mich krank."), reagierten die Kristalle mit einer ungeordneten, chaotischen Struktur, was zum Teil an Krebsgeschwüre oder Zerstörung erinnerte. Interessant ist, dass die Wasserkristalle auch bei Beschallung mit Heavy-Metal-Musik ihre harmonische Struktur nicht aufrechterhalten konnten.

Wasser, das dagegen mit Worten, die positive Assoziationen auslösen, wie „Liebe" oder „Dankbarkeit" besprochen wurde, bildete wunderschöne, harmonische Kristalle aus.

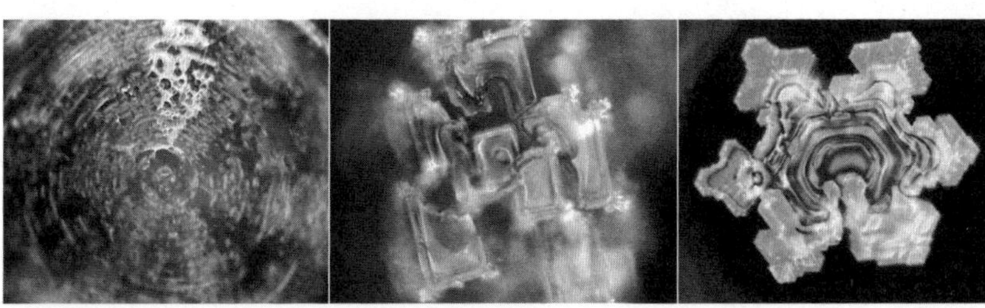

Bahnbrechende Fotos des Japaners Dr. Masaru Emoto: Wasserkristalle wurden (v. l.) mit Heavy-Metal-Musik sowie Musik von Elvis Presley und Wolfgang Amadeus Mozart beschallt. Aber Wasser reagiert auch auf Gedanken und Gefühle.

Wasser kann also offensichtlich Botschaften aufnehmen und darauf reagieren; es reagiert dabei nicht nur auf Informationen stofflicher Art, sondern auch auf elektromagnetische Frequenzmuster beziehungsweise unterschiedliche Wellenlängen, wie sie zum Beispiel von homöopathischen Mitteln oder Bachblüten ausgehen, und selbst auf Töne, Farben, Gedanken und Gefühle.

Übertragung von Heilinformation auf Wasser

Die Speicherkraft des Wassers können wir sehr gut nutzen, um Heilungsimpulse auf einen Organismus zu übertragen. Auch Erich Körbler verwendete das Wasser als „therapeutisches Mittel", sozusagen als Boten, um die Schwingung heilender Symbole bis zu den Körperzellen transportieren zu können. Chemisch betrachtet bleiben die Moleküle des Wassers bei diesem „Informations"vorgang unverändert, sehr wohl ändert sich aber der Informationsgehalt der Wasserkristalle bzw. die Anordnung der Cluster – was letztendlich über „verträglich" oder „unverträglich" entscheidet.

Für die Übertragung der Heilinformation nutzen wir den „Links-Rechts-Effekt": In der linken Hand halten Sie die Information, die Sie übertragen wollen – beispielsweise bei Unverträglichkeit von Milch einen Zettel, auf dem das Wort „Milch" mit dem entsprechenden Umkehrzeichen geschrieben steht. In der rechten Hand halten Sie ein Glas Wasser. Indem Sie sich vorstellen, dass die Information auf dem Zettel in das Glas fließt, kann der heilende Impuls vom Wasser aufgenommen werden. Im Praxisteil (Teil II: Krankheiten umschreiben) wird dieses Thema anhand von Beispielen weiter vertieft.

Weitere geeignete Materialien für die Informationsübertragung

Reines Wasser ist das beste Medium für die Übertragung von Heilinformationen, weil über die Speicherkraft und Formbarkeit des Wassers die gewünschte Information sehr schnell zu jeder Zelle des Körpers gelangen kann. Manchmal ist es jedoch wünschenswert, ein anderes Speichermedium zu nutzen, das man zum Beispiel in der Hosentasche bei sich tragen kann.

Steine

Für die Informationsaufprägung eignen sich auch sehr gut Edel- und Halbedelsteine wie Bergkristall, Amethyst und Rosenquarz sowie Metalle wie Gold oder Silber. Manche Menschen wissen oder spüren intuitiv, welche Steine ihnen guttun. Wenn Sie nicht sicher sind, sollten Sie den Stein oder das Metallstück aber besser zunächst testen. Denn es kann sein, dass ein solches Trägermedium eine Wellenlänge besitzt, die für den Träger zu stark oder zu schwach ist. In diesem Fall hat es nicht viel Sinn, darauf eine zusätzliche Information zu speichern.

Testen Sie also vor der Informationsübertragung aus, welcher Stein für Ihren Organismus verträglich ist. Die Informationsübertragung selbst geschieht genauso wie bei der Wasserübertragung, also mit dem „Links-Rechts-Effekt". Vergessen Sie auch hier nicht zu fragen, wie lange Sie den Stein zum Beispiel am Körper (in der Hosen- oder Jackentasche) tragen oder wie lange Sie das Metallstück unter das Kopfkissen legen sollen.

Code 18

Erfahrungsbericht: Tinnitus

In einem Kurs lernte ich einmal eine Frau kennen, die an einem Tinnitus erkrankt war, der viel mit ihrem Stress bei der Arbeit zu tun hatte. Sie hatte sich einen kleinen Stein mit einer Umkehrinformation zu ihrem seelischen Thema geprägt, den sie zwei Wochen bei sich tragen sollte. Kurz vor Ablauf dieser Zeit fiel der Stein im Badezimmer zu Boden und zersplitterte in zahllose Einzelteilchen. Nachdem auch der Tinnitus viel besser geworden war, hatte der Stein offensichtlich ein Zeichen gesetzt, dass seine Aufgabe erledigt war …

Schmuckstücke

Für Schmuckstücke gilt das Gleiche wie für Steine. Fragen Sie zunächst, ob sich das Schmuckstück für die Informationsübertragung eignet. Ebenso sollten Sie fragen, ob die Kette tatsächlich am Hals getragen oder ob vielleicht besser ein Armreif gewählt werden sollte. Denn gerade Halsketten bringen Schwingungsinformationen zu einem sehr sensiblen Bereich, in dem zum Beispiel die Schilddrüse und das Hormonsystem und über die Thymusdrüse auf der Brust auch das Immunsystem empfindlich beeinflusst werden können.

Natürlich müssen Sie nach der Prägung von Schmuckstücken wieder die Zeitdauer abfragen, damit sich die Information nicht „umkehrt" und irgendwann für Sie nicht mehr verträglich ist.

Cremes und Lotionen

Besonders bei Hautausschlägen, trockener oder gereizter Haut ist es oft angenehm, sich eine verträgliche Creme oder Lotion selbst herzustellen. Testen Sie zunächst eine Creme (möglichst aus dem Bioladen oder Reformhaus), die keine unnötigen Zusätze wie Parfüm enthält, auf deren Verträglichkeit für Sie. Wenn die Creme-Grundlage in Ordnung ist, können Sie die gewünschte Information mit dem Links-Rechts-Effekt darauf übertragen, zum Beispiel das Wort „Juckreiz“ inklusive des ausgetesteten Umkehrzeichens. Natürlich testen Sie auch hier, wie lange das Eincremen mit dieser Information für Ihre Haut sinnvoll ist.

Nicht-arzneiliche Globuli

Diese Streukügelchen sind über die Apotheke zu beziehen. Wie in der Homöopathie können auch auf sie Informationen übertragen werden. Ideal für Kinder und Patienten, die lieber Globuli einnehmen.

... Äpfel, diese großen lebendigen und wasserhaltigen „Globuli“, verwendet ein Therapeut als Informationsträger, wenn er die Neue Homöopathie bei Pferden anwendet...

Löschen gespeicherter Informationen

Genauso wie sich Informationen bzw. Schwingungen auf ein Trägermedium aufprägen lassen, können sie auch wieder von ihm gelöscht werden. Bei der Wasserübertragung ist das natürlich nicht notwendig, denn Sie trinken hier das Wasser ja ganz einfach aus. Wenn Sie das Glas anschließend warm ausspülen, ist die Information verschwunden.

Informationen, die Sie auf einen Gegenstand (z. B. Stein) geprägt haben, bleiben jedoch so lange darauf geprägt, bis Sie diese wieder löschen. Das tun Sie gewöhnlich, wenn der Zeitraum, den Sie vorher für die Übertragung der Heilinformation getestet hatten, vorüber ist. Zur Löschung bieten sich unterschiedliche Methoden an:

Wasser

Die einfachste Methode ist, den Stein unter fließendes Wasser zu halten, so dass die aufgeprägte Information abfließen kann. Ich finde es immer schön, mir vorzustellen, dass Mutter Erde die Schwingungen, die ich jetzt nicht mehr benötige, gerne aufnimmt.

Salz

Steine, Metalle und Schmuckstücke können auch in ein gutes Steinsalz oder Kristallsalz eingelegt werden. Fragen Sie aber besser vorher ab, ob das für Ihr Material in Ordnung ist, denn manche Steine oder Metalle vertragen das Einlegen in Salz nicht so gut. Fragen Sie auch, wie lange dieser energetische Reinigungsvorgang dauern soll. Eine schonendere Methode ist es, in eine Schüssel mit Salz eine kleinere Schüssel mit Wasser zu stellen, in die Sie Ihren Stein oder Ihren Schmuck eine Zeit lang zur energetischen Reinigung hineinlegen können. Das Salz können Sie immer wieder verwenden, das Wasser sollten Sie aber jedes Mal frisch auffüllen.

In die Sonne legen

Sonnenstrahlen haben eine große energetische Schwingungskraft. Auch zum Aufladen mit neuer Energie und zur Reinigung sind sie bestens geeignet. Legen Sie Ihr Material am besten auf einem Leintuch in der Sonne aus, fragen Sie ab, wie lange dieser Vorgang benötigt und testen Sie nach Ablauf dieser Zeit wieder, ob die aufgeprägte Information jetzt gelöscht ist.

Rituale

Wer mag oder darin kundig ist, kann auch ein persönliches Ritual benutzen, um nicht mehr benötigte Schwingungen von einem Trägermedium zu entfernen. Dazu reicht zum Beispiel ein einfaches Dankesgebet, eine kleine schamanistische Zeremonie (z. B. Räucherritual) oder einfach nur die Vorstellung: „Vielen Dank, ihr kosmischen Helfer, dass ihr mir diese Heilinformation geschenkt habt. Ich bitte nun Mutter Erde, die nicht mehr benötigte Information aufzunehmen. Ich danke dir, Mutter Erde."

Aufprägen einer neuen Information

Der einfachste Weg, eine nicht mehr benötigte Information zu löschen, ist das Aufprägen einer neuen Information. Dabei wird die vorherige Information ganz einfach „überschrieben".

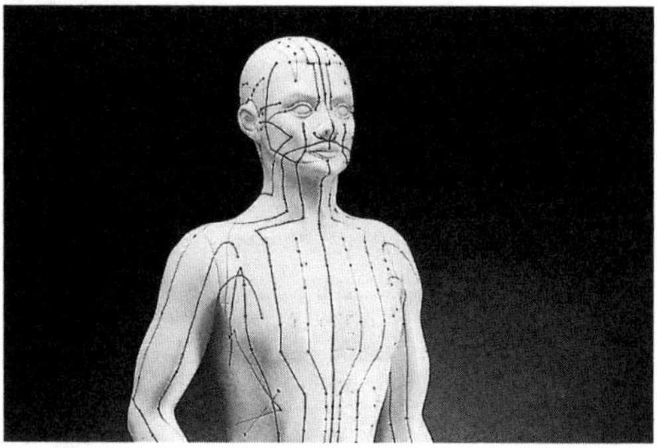

Die Energie-Balance am Körper

Einblicke in die chinesische Medizin

Wir haben gesehen, dass alles, was uns umgibt, in Schwingung ist und dass diese fortlaufende, energiegeladene Bewegung nur deshalb möglich ist, weil zwischen zwei Polen aus Plus und Minus ein elektromagnetisches Feld entsteht. Dieses Lebensprinzip ist ein uraltes Gesetz, das seit jeher die unterschiedlichsten Kulturen zur philosophischen Erklärung der Wirklichkeit nutzen. In der chinesischen Philosophie beschreibt man diese Polarität mit dem Prinzip von Yin und Yang. Es liegt nahe, dass sich für Erich Körbler aus diesem polaren Denken heraus eine Kombination seiner Symbole mit der chinesischen Lehre anbot. So wie Krankheit in der Traditionellen Chinesischen Medizin (TCM) entscheidend vom „Fülle"- oder „Leere"-Zustand der energetischen Leitbahnen abhängt, sah auch Körbler Krankheit als „gestörte Balance der Energiesysteme", deren Blockade durch mangelhafte Energie- bzw. Informationsversorgung definiert ist.

Zur Harmonisierung/Wiederherstellung des Energieflusses sind die in der Akupunktur benutzten Nadeln im westlichen Kulturkreis inzwischen als Therapieform hinreichend bekannt. Der Vorteil der „Strichcode-Methode" ist jedoch, dass auch Menschen, die nicht so gerne gepikst werden, die Chance haben, einen harmonischen Fluss in den Meridianen wiederherzustellen. Die Erfahrung zeigt, dass an blockierten Kör-

Code 12

Erfahrungsbericht: Atopisches Ekzem

Kurz vor Weihnachten 2005 kam Frau L. völlig entnervt in die Praxis. Die Feiertage standen vor der Tür und sie war sehr besorgt, dass sie dem Juckreiz am linken Unterschenkel hilflos ausgeliefert sein würde. Immer wieder plagte sie das Jucken, besonders in der Nacht im Bett durch die Bettwärme.
Sie berichtete, dass das Ekzem seit Jahren bestünde und sich immer wieder im Herbst verschlimmere, mit Schwellung und Rötung der Unterschenkel. Die Untersuchung im Beisein meines Mannes (Allgemeinarzt) ergab ein atopisches Ekzem bei venöser Stauung und Schwellung. Die Energie-Balance zeigte starke Blockaden an verschiedenen Meridianpunkten und auffällige Leberpunkte. Außerdem waren der Toxin- und der Allergiepunkt sehr auffällig.

Auf der Selbstwiederholungslinie der Wirbelsäule zeigten sich Lendenwirbel 1, 2 und 3. In diesem Zusammenhang klagte die Patientin über Ischiasschmerzen, die sich immer wieder einstellten. Sie besuchte in letzter Zeit einige Ärzte, jedoch ohne Besserung.

Bei der Testung der Hauptallergene ergaben sich auffällig Weizen, Roggen und Eier, des Weiteren Nüsse, Orangen und Nickel sowie einige Pollen, unter anderem Hasel und Birke, außerdem testete ich einige Pilzstämme positiv.

Von Dezember 2005 bis Mai 2006 leitete ich die auffälligsten Allergien aus, und bereits innerhalb weniger Wochen verschwanden nicht nur der Juckreiz, sondern auch alle anderen schwächeren Allergien dazu.

Seither meidet die Patientin Roggenbrot und ist auf Dinkel umgestiegen, alle anderen Lebensmittel isst sie wieder. Vor allem trägt sie wieder den Silber-Nickelschmuck, den sie vor der Behandlung streng meiden musste. Inzwischen hat sie auf mein Anraten hin 8 kg an Gewicht verloren. Ihre Beine sind schlank und ohne Rötungen. Stoffwechseltees sowie Algentabletten und Koriander unterstützen die begleitende Kur. Dass sich der Heilerfolg so schnell einstellte, verdankt Frau L. bestimmt auch ihrem disziplinierten und konsequenten Verhalten. Schließlich sind auch die Pilze verschwunden, der Körper hat durch die Energie-Balance seine Selbstheilungskräfte wiederentdeckt und konnte so die Pilze auf das richtige Maß selbst zurückdrängen.

perzonen aufgemalte Symbole und Strichcodes eine ebenso erstaunliche Heilkraft besitzen wie Akupunkturnadeln.

Das wussten anscheinend nicht nur die indianischen Urvölker, die sich Striche und andere Symbole ins Gesicht malten, bevor sie in den Kampf zogen, sondern auch die Gletschermumie „Ötzi“: Deutlich sind bei diesem Mann parallele Striche und ein Kreuz auf dem Rücken zu sehen. Körbler sah seine Theorie der Wirksamkeit von Strichcodes mit Ötzi ein weiteres Mal bestätigt, auch wenn seine Gegner in diesem Punkt anderer Meinung waren.

Bevor wir uns der Untersuchung des Energieflusses im Körper zuwenden und diesen mit Zeichen ins Gleichgewicht bringen, wollen wir uns ein Stück weit auf das grundlegende Denken der chinesischen Medizin einlassen. Vor allem die fünf Wandlungsphasen zeigen uns sehr schön, wie alles mit allem zusammenhängt und wie wichtig es ist, jedem Element seinen Raum zu lassen, damit nicht eines übermächtig werden kann.

Das Prinzip der Polarität: Yin und Yang

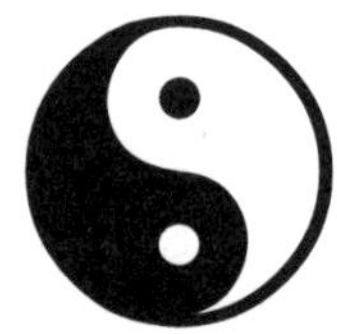

Die Monade: Symbol für Yin und Yang. Der Punkt bedeutet, dass der jeweils gegensätzliche Pol immer bereits enthalten ist.

Yin und Yang sind zwei Polaritäten, ein Paar, das nur scheinbar Gegensätze ausdrückt. Denn ohne die Nacht gäbe es keinen Tag, und die Nacht beinhaltet schon den kommenden Tag. Wir empfinden Freude nur deshalb, weil wir auch die Trauer kennen. Yang ist das männliche Prinzip, Yin das weibliche – ohne Wertung. Keines kann ohne das andere sein, keines ist „richtig“ oder „falsch“. So wie der männliche Organismus auch weibliche Hormone produziert, so liegt im männlichen Prinzip immer ein Keim des Weiblichen – und umgekehrt. Trotz (vermeintlicher) Polarität ist alles EINS.

Beispiele für Yin und Yang	
YIN	YANG
Weiblich	Männlich
Materie	Energie
Rund	Eckig
Nacht	Tag
Mond	Sonne
Erde	Himmel
Winter	Sommer
Empfangendes Prinzip	Gebendes Prinzip
Passiv	Aktiv
Nass	Trocken
Innen	Außen
Ruhe	Bewegung
Sanft	Kräftig
Einatmen	Ausatmen
Speicherorgane	Hohlorgane
Parasympathikus	Sympathikus
Degenerative Erkrankungen	Chronische Erkrankungen
... usw.	... usw.

Die fünf Wandlungsphasen

Neben dem Yin- und Yang-Prinzip, der Dualität und Polarität allen Seins, bildet die Theorie der fünf Wandlungsphasen – auch bekannt als Fünf-Elemente-Lehre – die grundlegende Weltanschauung des chinesischen Heilsystems. Alle Phänomene des Menschen und seiner Umgebung sind in fünf grundsätzliche Entwicklungsstadien eingeordnet: Holz, Feuer, Erde, Metall und Wasser. Die fünf Wandlungsphasen unterliegen einer ständigen Dynamik: Sie bringen sich gegenseitig hervor, kontrollieren sich gegenseitig und sind wechselseitig voneinander abhängig. Wird ein Element zu sehr betont, wird automatisch ein anderes geschwächt. Ein gesunder Organismus zeichnet sich dadurch aus, dass sich in ihm die fünf Elemente gegenseitig ernähren und kontrollieren und sich der Organismus (womit die Einheit von Seele, Körper und Geist gemeint ist) in einem harmonischen Gleichgewicht befindet.

Der Sheng-Zyklus: Kreislauf der Ernährung

Keines der fünf Elemente kann ohne das andere existieren, ein Element „ernährt" das jeweils folgende. In der chinesischen Philosophie ist das die Vorstellung der Ernährung des Kindes durch die Mutter:

- Holz nährt das Feuer, denn Feuer braucht Holz, um zu brennen.
- Feuer ernährt die Erde, denn Erde entsteht aus Asche.
- Erde ernährt Metall, denn Metall entstammt der Erde.
- Metall ernährt das Wasser, denn auf Metall kondensiert Wasser.
- Wasser nährt das Holz, weil Holz ohne Wasser nicht wachsen kann.

Der Sheng-Zyklus

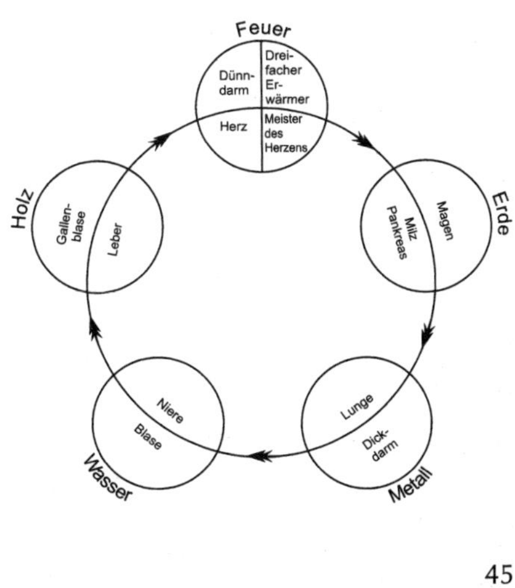

Und so schließt sich der Kreislauf des Lebens wieder. Nach einer „Umrundung" ist der Kreislauf des Lebens nicht etwa abgeschlossen. So wie nach dem Sterben wieder das Leben beginnt, beginnt nach dem letzten Element der Kreislauf mit dem ersten Element wieder neu, wobei das erste bzw. letzte Element jedes Element sein kann. Denn alles Sein ist ein stetiger Kreislauf ohne Anfang und Ende, und jedes Kind ist gleichzeitig auch Mutter des folgenden Elements.

Beispiel: Dem jungen, grünen Holz ist die aufstrebende Kraft der Kindheit zugeordnet. Hier wollen wir uns ausbreiten und müssen Durchsetzungskraft im Rahmen von Grenzen erlernen. Wenn hier die Unterstützung fehlt, etwa weil auch die Mutter (Wasser) schwach war, kommt Frustration auf, die Lebenskraft leidet, Aggression ist oft die Folge. Dieser Gemütszustand wird dann ins Feuerelement, ins junge Erwachsenenalter hineingetragen, wo es zu übermäßig „hitzigen" Zuständen wie Streitlust oder hohem Blutdruck (Herz) kommen kann.

Der Ko-Zyklus: Kontrolle

Die Elemente Holz, Feuer, Erde, Metall und Wasser ernähren sich nicht nur, sie können sich auch gegenseitig kontrollieren. Ziel ist es, zu verhindern, dass ein Element zu mächtig wird und dadurch ein anderes geschwächt werden könnte. Insgesamt soll das Gleichgewicht der Elemente erhalten bleiben bzw. zurückgewonnen werden. In der TCM entspricht der Ko-Zyklus der Kontrolle des Kindes durch die Großmutter, denn in der chinesischen Gesellschaft hatte die Großmutter eine viel stärkere Mit-Erziehungsfunktion als bei uns.

Der Ko-Zyklus

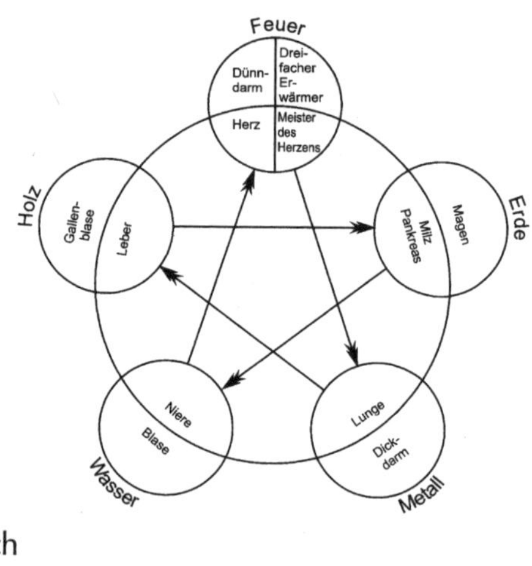

Den Kontrollzyklus kann man sich so vorstellen:

- Holz kontrolliert Erde, denn ein Holzpflug zerteilt die Erde.
- Erde kontrolliert Wasser, denn ein Deich hält den Fluss zurück.
- Wasser kontrolliert Feuer, denn Wasser löscht das Feuer.
- Feuer kontrolliert Metall, denn Feuer lässt Metall schmelzen.
- Metall kontrolliert Holz, denn ein Beil zerteilt das Holz.

Dieser Kreislauf lässt sich auch auf die Gefühlsebene übertragen. Die Wut (Holzelement) kontrolliert das Nachdenken (Erde). Das Nachdenken kontrolliert die Angst (Wasser). Die Angst kontrolliert die Freude (Feuer). Die Freude kontrolliert die Trauer (Wasser). Die Trauer kontrolliert die Wut (Holz).

Der Überwältigungszyklus

Wird innerhalb des Kontrollkreislaufs der „Enkel" übermächtig, so kann es dazu kommen, dass er gegen die „Großmutter" rebelliert. Die Kontrolle des Elementes kehrt sich also um und richtet sich gegen den „Kontrolleur". Diesen Vorgang nennt man Überwältigungszyklus. Das Element, das eigentlich kontrolliert werden soll, bekommt die Übermacht. Erde überwältigt Holz, indem der Holzpflug zerbricht. Holz überwältigt Metall, indem das Beil zerbricht. Metall überwältigt das Feuer, indem das Feuer vom Metall erstickt wird. Feuer überwältigt Wasser, indem das Löschwasser nicht ausreicht. Wasser überwältigt die Erde, indem der Deich bricht.

Die Fünf-Elemente-Lehre beschreibt noch weitere Zyklen, deren Vertiefung allerdings in diesem Rahmen zu weit führen würde. Die Essenz dieses Systems ist es, dass wir verstehen, dass alles mit allem zusammenhängt, alles im Leben voneinander abhängt und ein Übermaß oder ein Zuwenig eines Aspekts unweigerlich ein Ungleichgewicht zur Folge hat, das sich auf das gesamte Zusammenspiel der Lebenskräfte negativ auswirken muss. Das kann auf geistiger, seelischer oder körperlicher Ebene geschehen. Ziel aller Heilungsbemühungen ist stets die Herstellung eines Gleichgewichts der Systeme, wie wir es mit dem Einsatz von Symbolen am Körper und an Akupunkturpunkten bewerkstelligen können.

Die Beschreibung der fünf Wandlungsphasen sollte Ihnen einen Eindruck vermitteln, wie wichtig es ist, im Leben das Gleichgewicht auf allen Ebenen zu halten oder danach zu trachten, es immer wieder herzustellen. Aber keine Angst – für die praktische Arbeit und den Einsatz der Körbler'schen Zeichen am Energiesystem des Körpers müssen Sie die fünf Elemente nicht auswendig lernen.

Organ-Meridian-Zuordnung

Zu jedem Element gehört je ein Meridianpaar (Ausnahme: Feuerelement – 2 Paare), das wiederum aus einem Yin- und einem Yang-Organ besteht. Dabei werden die „Organe" nicht wie in der westlichen Welt als anatomisch begrenzte Zellverbände verstanden, sondern als energetische Einheiten mit bestimmten Funktionen und Wirkungen, die sich gegenseitig beeinflussen. Aus diesem Grund gibt es in der chinesischen Heilkunde auch keine Anatomie im Sinne der westlichen Schulmedizin. Neben den insgesamt 12 Meridianen/Organen werden der jeweiligen Wandlungsphase unter anderem auch Lebensalter, Jahreszeiten, Farben, Sinnesorgane, Körpergewebe, Geschmack und Emotionen zugeordnet.

Element	Holz	Feuer	Erde	Metall	Wasser
Meridian	Gallenblase (Yang), Leber (Yin)	Herz (Yin), Dünndarm (Yang) plus Kreislauf-Sexus (Yin), 3-fach-Erwärmer (Yang)	Milz (Yin), Magen (Yang)	Lunge (Yin), Dickdarm (Yang)	Niere (Yin), Blase (Yang)
Alter	Kindheit	Jugend	Erwachsene	Reifes Erwachsenenalter	Alter
Jahreszeit	Frühling	Sommer	Spätsommer	Herbst	Winter
Farbe	Grün	Rot	Gelb-braun	Weiß	Blau oder Schwarz
Sinn	Sicht	Sprache	Geschmack	Geruch	Gehör
Emotion	Wut	Freude	Mitgefühl	Trauer, Kummer	Angst
Gewebe	Muskeln, Sehnen, Gelenke	Blutgefäße	Bindegewebe	Haut	Knochen
Geschmack	Sauer	Bitter	Süß	Scharf	Salzig

Energieleitbahnen: die Meridiane

Der Leber-Meridian (Yin – Holz)

Der Leber-Meridian wird auch als der „General“ bezeichnet. Er hat das Oberkommando, überblickt das Geschehen (zugeordneter Sinn = Sehkraft) und gibt aus seiner weitsichtigen Urteilskraft heraus sinnvolle Befehle. Er hat die Fähigkeit zum Pläneschmieden, trägt zur Gewinnung von Energie für körperliche Leistungen bei (zugeordnete Gewebe: Knochen, Muskeln, Sehnen) und stärkt die Abwehrfunktion. Die Leber beeinflusst auch die Zusammensetzung des Blutes.

• Negative Gefühle der Leber: Wut, Zorn, Kleinkrämerei, den Überblick verlieren.

• Seelische Aufgabe der Leber: Fähigkeit, die Gefühle kommen und gehen zu lassen, nicht starr daran festhalten.

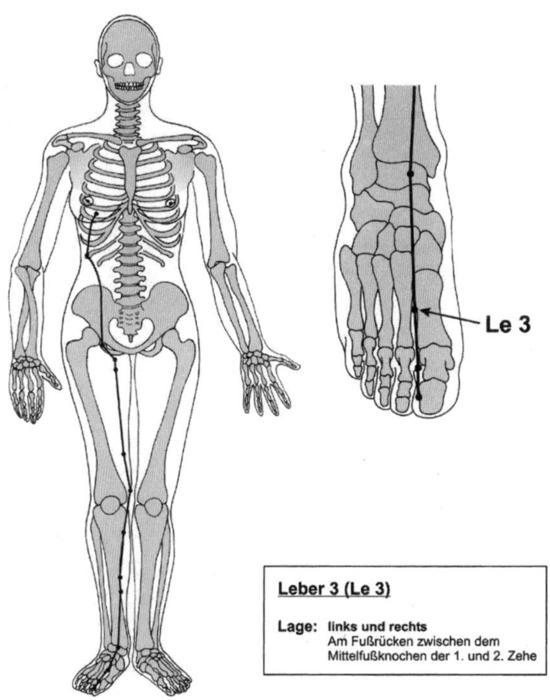

Gallenblasen-Meridian (Yang – Holz)

Nach der Planung der Leber setzt der Gallenblasen-Meridian Entscheidungen sinnvoll in die Tat um. Die Gallenblase steht für den Mut und die Tapferkeit, Entscheidungen umsetzen zu können und nicht nur auf dem Papier stehen zu lassen – sowie für einen gesunden Gerechtigkeitssinn. Das heißt, auch Dinge sagen zu können, die anderen nicht gefallen, oder einzugreifen und nicht wegzusehen, wenn anderen Unrecht geschieht.

- Negative Gefühle der Gallenblase: mangelnder Gerechtigkeitssinn, Gleichgültigkeit, Unzuverlässigkeit, Unpünktlichkeit.
- Seelische Aufgabe der Gallenblase: Fähigkeit zu gesunder Urteilskraft, ein gutes Gefühl für die Richtigkeit der Dinge, Tatkraft, während man dabei dennoch in der eigenen Mitte ruht.

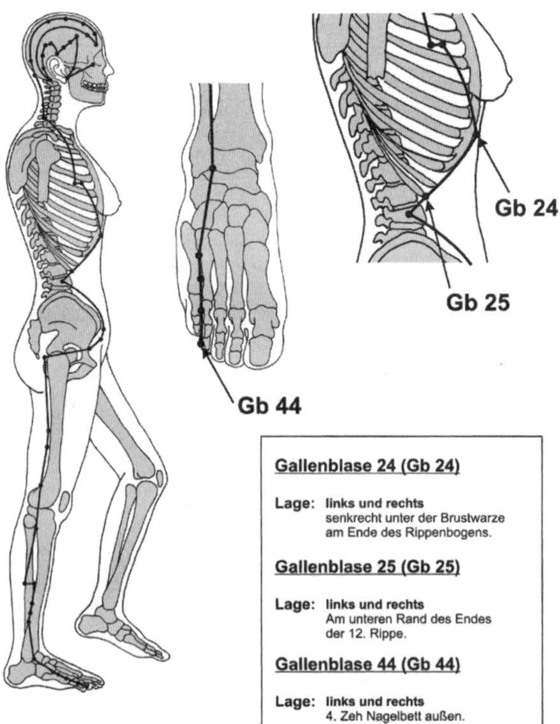

Gallenblase 24 (Gb 24)

Lage: **links und rechts**
senkrecht unter der Brustwarze am Ende des Rippenbogens.

Gallenblase 25 (Gb 25)

Lage: **links und rechts**
Am unteren Rand des Endes der 12. Rippe.

Gallenblase 44 (Gb 44)

Lage: **links und rechts**
4. Zeh Nagelbett außen.

Herz-Meridian (Yin – Feuer)

Das Herz ist die Mitte des Menschen, sein geistiges und spirituelles Zentrum. Das Herz ist der „Feuerprinz", der oberste Herr über die Organe. Der Herzmeridian steuert neben dem Herzen selbst die Blutzirkulation im Körper, das Gehirn, die fünf Sinne, das Fühlen und das Denken.

• Negative Gefühle des Herzens: Nervosität, Unruhe, rasche Ermüdung, nervöse Erschöpfung, Schlaflosigkeit, emotionale Unausgeglichenheit, Reizbarkeit oder Lethargie, Stress, „Managerkrankheit".

• Seelische Aufgabe des Herzens: Ausgewogenheit der Gefühle, klares Denken, das sich in einer klaren Sprechweise ausdrückt, Bewusstheit in der Lebensführung, gesundes Empfinden der Harmonie zwischen Himmel und Erde.

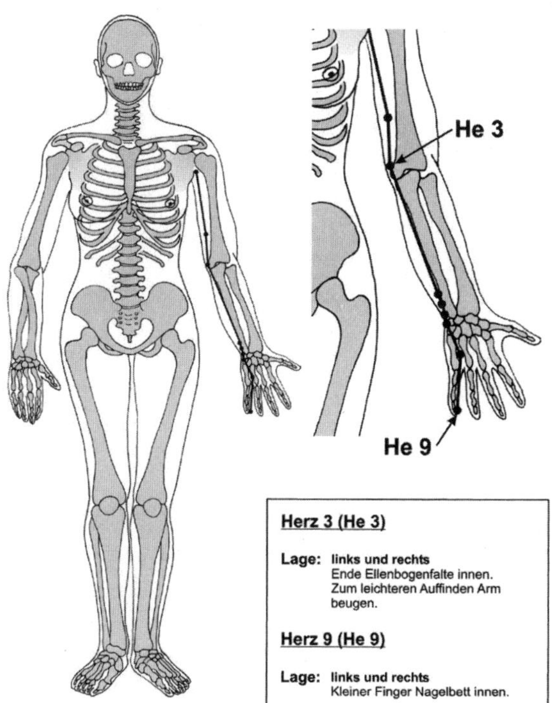

Herz 3 (He 3)

Lage: **links und rechts**
Ende Ellenbogenfalte innen.
Zum leichteren Auffinden Arm beugen.

Herz 9 (He 9)

Lage: **links und rechts**
Kleiner Finger Nagelbett innen.

Dünndarm-Meridian (Yang – Feuer)

Der Dünndarm-Meridian steuert über die Verdauung die Verteilung der Nährstoffe aus der Nahrung in den gesamten Organismus. Neben dieser grobstofflichen Aufgabe hat der Dünndarm auch die Funktion, Gedanken und Impulse aus der Umwelt zu „verdauen“ und Wissen sowie fremde Überzeugungen nicht einfach „unverdaut“ zu übernehmen.

- Negative Gefühle des Dünndarms: Überempfindlichkeit, Ängstlichkeit, Depressionen, unklare Gedanken.
- Seelische Aufgabe des Dünndarms: Aufnahme der Gedanken anderer und eigener Erfahrungen und deren gesunde Verdauung. Verwerfung und Absonderung von seelisch nicht „Verdaubarem“, Bildung einer eigenen Weltanschauung.

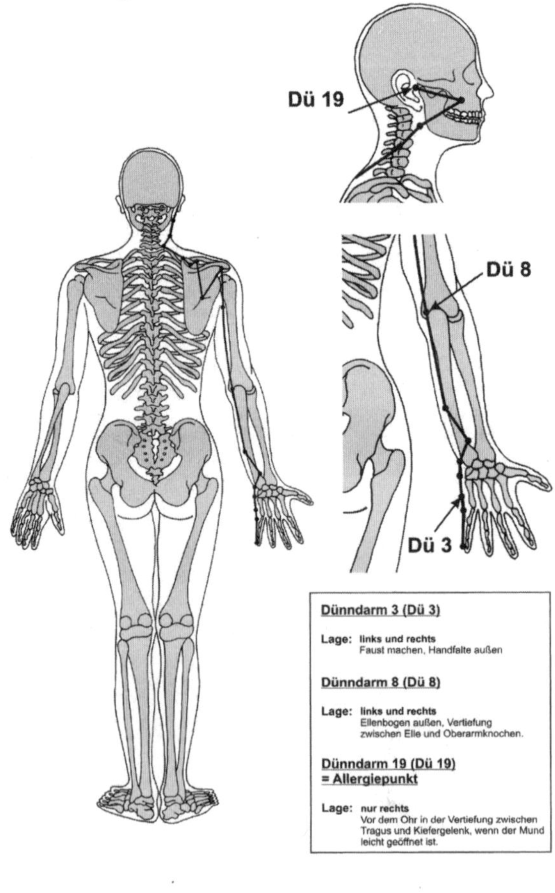

Kreislauf-Sexus-Meridian (Yin – Feuer)

Der Kreislauf-Sexus-Meridian heißt auch Perikard (Herzhülle). Er ist der Beschützer des Herzens. Fast alles, was über das Herz gesagt wurde, gilt auch für ihn. Der „KS" steuert das Kreislaufsystem und somit neben dem Blutgefäßsystem auch die Herzkranzgefäße und den Herzbeutel. Darüber hinaus beeinflusst er auch die Verdauung und liefert die Energie für die Geschlechtsorgane.

- Negative Gefühle des Kreislauf-Sexus: Überempfindlichkeit, häufige Unruhe, Konzentrationsstörungen, geistige Abwesenheit, Schlaflosigkeit, Angstgefühle, Beklemmung im Brustkorb.
- Seelische Aufgabe des Kreislauf-Sexus: Sich liebevoll anderen Menschen und dem Partner öffnen können, Tiefe und Wärme in Liebe und Sexualität entwickeln.

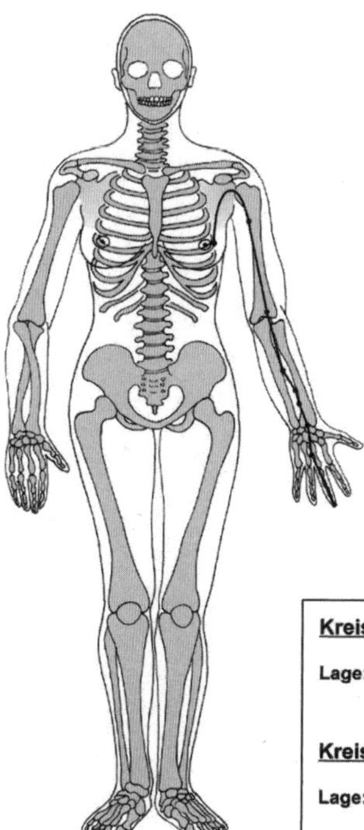

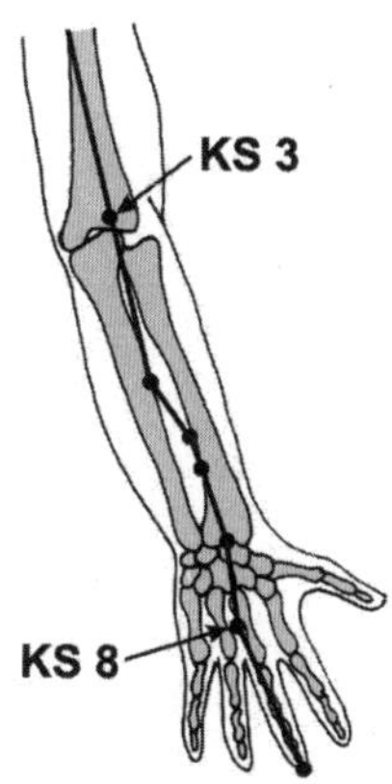

Kreislauf-Sexus 3 (KS 3)

Lage: **links und rechts**
In der Mitte der Ellenbeuge,
radial neben der Sehne.

Kreislauf-Sexus 8 (KS 8)

Lage: **links und rechts**
In der Mitte des Handtellers zwischen
3. und 4. Mittelhandknochen.

3-fach-Erwärmer-Meridian (Yang – Feuer)

In der traditionellen chinesischen Medizin herrscht die Vorstellung von drei „Brennkammern" im Körper, die vom 3-fach-Erwärmer-Meridian regiert werden. Die obere Brennkammer sitzt im Brustkorb und beeinflusst die Atmung. Die mittlere Brennkammer befindet sich ungefähr im Bereich des Magens und beeinflusst die Verdauung. Die untere Brennkammer liegt im Unterbauch und Becken und beeinflusst die Ausscheidungsfunktionen. Der 3-fach-Erwärmer koordiniert und reguliert diese drei Funktionen und schützt auch gegen Einflüsse von außen, er ist der „Außenminister".

- Negative Gefühle des 3-fach-Erwärmers: Überempfindlichkeit gegen Kälte, Wind und Feuchtigkeit, übertriebene Vorsicht, nervöse Erregung, Schlafstörungen, Zwangsvorstellungen, geringe Anpassungsfähigkeit an äußere Veränderungen (z. B. Reisen).
- Seelische Aufgabe des 3-fach-Erwärmers: Entwicklung eines gesunden Schutzmechanismus gegen Einflüsse aller Art, sowohl im physischen, psychischen als auch im sozialen Bereich, inneres Gleichgewicht, Wissen, wann es Zeit ist zu führen und wann es Zeit ist zurückzutreten.

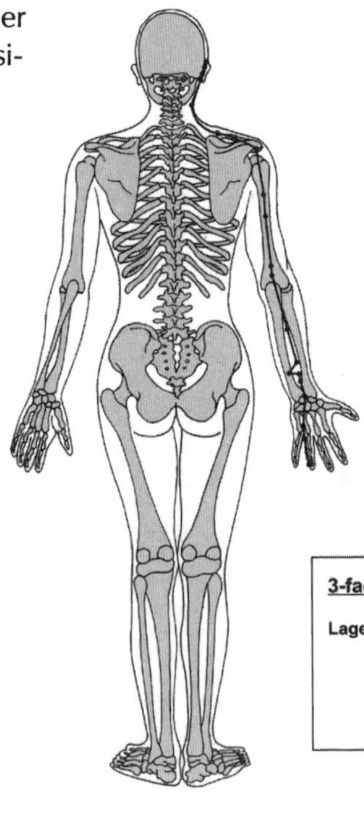

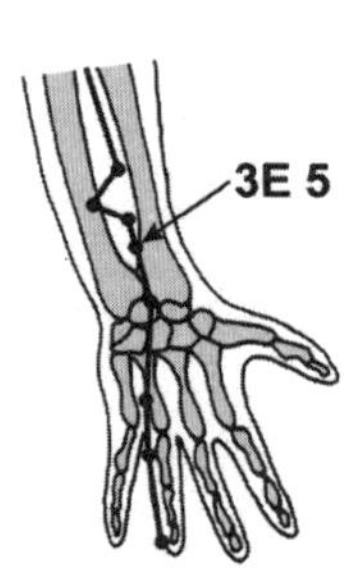

3-fach-Erwärmer 5 (3E 5)

Lage: **links und rechts**
Außenseitig in der Mitte des Unterarms ca. 2 Fingerbreit über der Handgelenksfalte in der Vertiefung zwischen Elle und Speiche.
Dort wo gewöhnlich die Armbanduhr sitzt.

Milz-/Pankreas-Meridian (Yin – Erde)

Der Milz-/Pankreas-Meridian unterstützt die Verdauung, indem er nach der chinesischen Vorstellung die Energie der Nahrung in die Lunge transportiert, um sich dort mit der Energie des Atems zu verbinden. Er spielt über das Lymphsystem eine wichtige Rolle für das Immun- und Abwehrsystem. Auch die Blutbildung steht eng mit dem Milz-Meridian in Verbindung. Daraus ergibt sich auch eine Verbindung mit der Menstruation.

• Negative Gefühle des Milz-/Pankreas-Meridians: allgemeine Schwäche, zu viel Sorge, Grübeln, Vergesslichkeit, Unruhe in den Beinen, mangelnde Konzentrationsfähigkeit, Gier nach Süßigkeiten, Essstörungen = seelische Konflikte, bei denen es nicht mehr um die Befriedigung von Hunger geht, sondern um ein Nicht-mehr-Zurechtkommen mit der Sinnentleerung des Lebens in einer materiell „übersättigten" Welt.

• Seelische Aufgabe des Milz-/Pankreas-Meridians: Fähigkeit, sich um jemanden zu kümmern, Fürsorge und Verantwortung zu übernehmen, Position der „Vermittlerin" zwischen dem schöpferischen Universum und der irdischen Fruchtbarkeit, Verwirklichung des mütterlichen, nährenden Prinzips, Sorge für harmonische zwischenmenschliche Beziehungen.

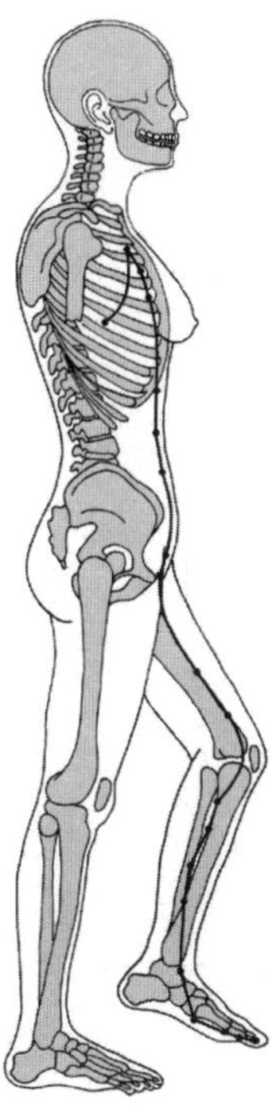

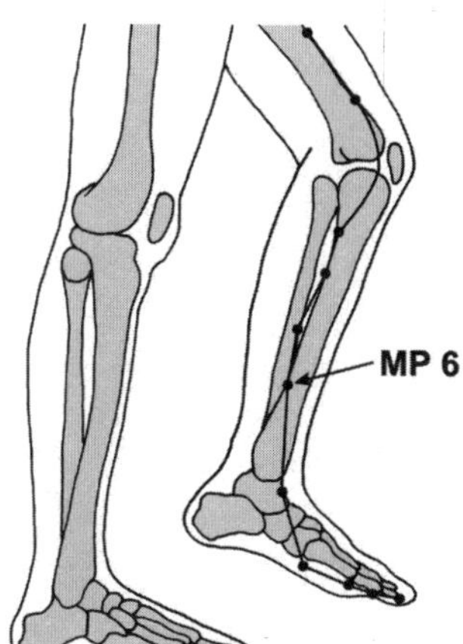

Milz-/Pankreas 6 (MP 6)

Lage: **links und rechts**
4 Querfinger über dem Fußgelenk innenseitig.

Magen-Meridian (Yang – Erde)

Die Hauptfunktion des Magen-Meridians besteht in der Aufnahme der Nahrung und deren Vorbereitung zur Weitergabe an den Dünndarm. Im übertragenen Sinne nimmt der Magen nicht nur materielle Nahrung auf, sondern auch unsere Erlebnisse, Gelerntes, allgemein die „Welt" unserer Erfahrungen. Er entscheidet, ob wir auch schwierige Situationen „verdauen" können oder ob wir zum Beispiel mit einem Magengeschwür reagieren müssen. Der Magen hat auch eine besondere Beziehung zum Vater.

• Negative Gefühle des Magen-Meridians: Weigerung, die Welt in sich aufzunehmen, Rebellion, alles wird zu viel, Zurückweichen vor den täglichen Aufgaben, „Annahme verweigert", Stau.

• Seelische Aufgabe des Magen-Meridians: Gestaltung einer fruchtbaren Beziehung zu Mutter und Vater, Entwicklung eines natürlichen „Geschmacks" (Kleidung, Wohnungseinrichtung, liebevolle Essenszubereitung usw.), Zulassen und aktive Fähigkeit, sich zu nehmen, was man braucht oder gerne haben möchte.

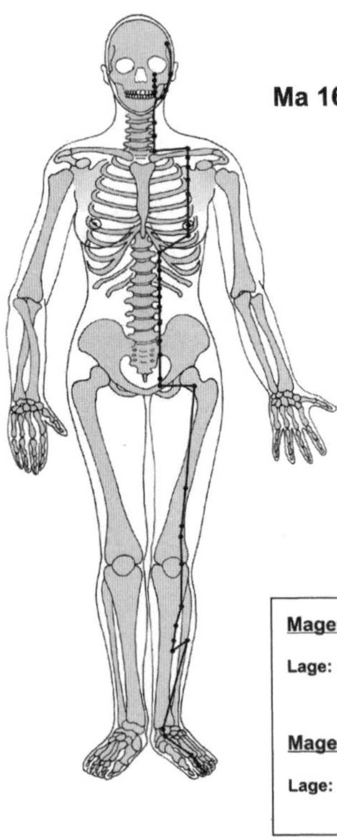

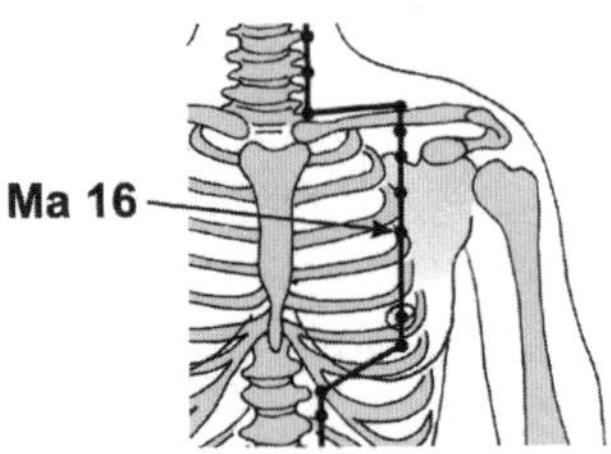

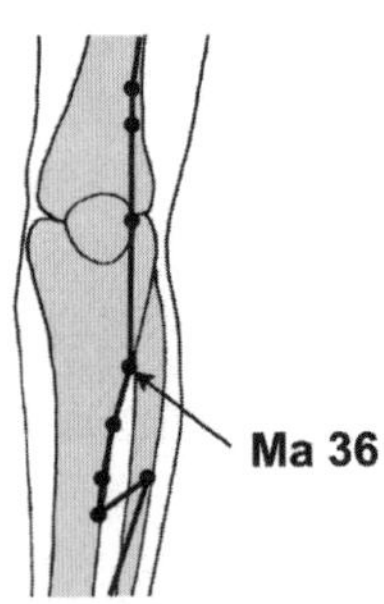

Magen 16 (Ma 16) = Mykosenpunkt

Lage: **nur links**
Senkrecht über der Brustwarze
im 3. Zwischenrippenraum.

Magen 36 (Ma 36)

Lage: **links und rechts**
Handfläche auf das Knie legen -
Ringfinger zeigt die Positon an..

Lungen-Meridian (Yin – Metall)

Der Lungen-Meridian hat die Aufgabe, die dem Leben zugrunde liegende Basisenergie – genannt „Chi“, „Ki“ oder „Prana“ – aus der Atmosphäre aufzunehmen. Er beherrscht ihre Verwertung und die Ausatmung und baut Widerstandskräfte gegen Störungen von außen auf. Dadurch beeinflusst er die körpereigenen Abwehrkräfte. Zentrales Thema des Lungen-Meridians ist die Annahme des natürlichen Rhythmus des Lebens: Verbrauchtes abgeben und neue Energie aufnehmen – und das im permanenten Wechsel.

• Negative Gefühle des Lungen-Meridians: mangelnde Vitalität, Kraftlosigkeit, schwache Grenze zwischen sich und der Umwelt, Verletzlichkeit und Übersensibilität, Unfähigkeit, Trost anzunehmen, Verstecken und Verdrängen von Trauer.

• Seelische Aufgabe des Lungen-Meridians: Struktur im Leben finden, Stabilität entwickeln, Balance zwischen Nähe und Distanz, Fähigkeit, sich innerlich distanzieren und Geschehnisse reflektieren und verarbeiten zu können, Trost annehmen lernen.

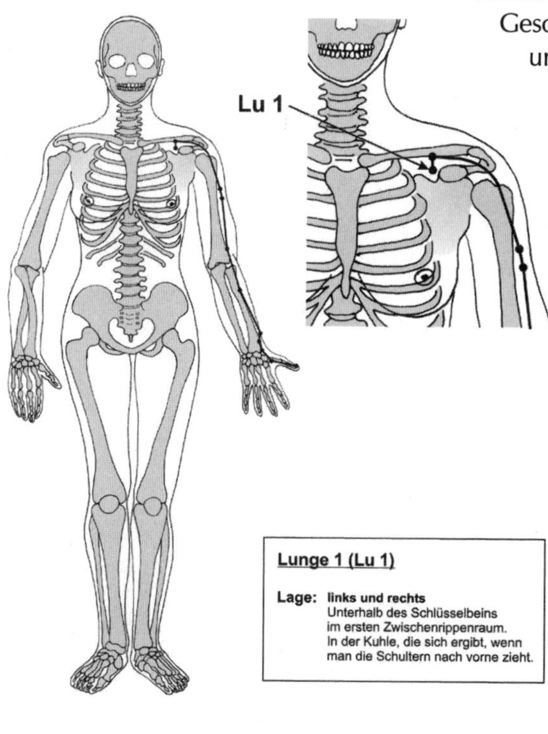

Lunge 1 (Lu 1)

Lage: **links und rechts**
Unterhalb des Schlüsselbeins
im ersten Zwischenrippenraum.
In der Kuhle, die sich ergibt, wenn
man die Schultern nach vorne zieht.

Dickdarm-Meridian (Yang – Metall)

Der Dickdarm nimmt die Nahrungsreste des Dünndarms auf und scheidet die Abfallstoffe aus, er trennt Unreines von Reinem und lässt das, was wir nicht verwerten können, passieren. Er kann durch falsche Ernährung, Schwäche oder Ärger aus dem Gleichgewicht geraten. Die Funktion des Dickdarms ist eng mit dem Thema des „Loslassens" verbunden, was beispielsweise nicht funktioniert, wenn wir Verstopfung haben.

• Negative Gefühle des Dickdarm-Meridians: übermäßiges Kontrollieren-Wollen, an alten Mustern festhalten, Angst, Verantwortung zu delegieren, mangelndes Vertrauen in den Fluss des Lebens.

• Seelische Aufgabe des Dickdarm-Meridians: dem natürlichen Fluss des Lebens vertrauen, loslassen lernen, sich dem beständigen Wechsel zwischen Aufnehmen und Abgeben anvertrauen, mit den Vorgängen des Lebens bewusst umgehen und diese reflektieren.

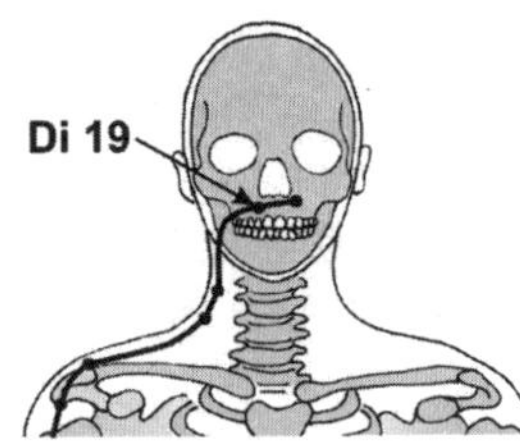

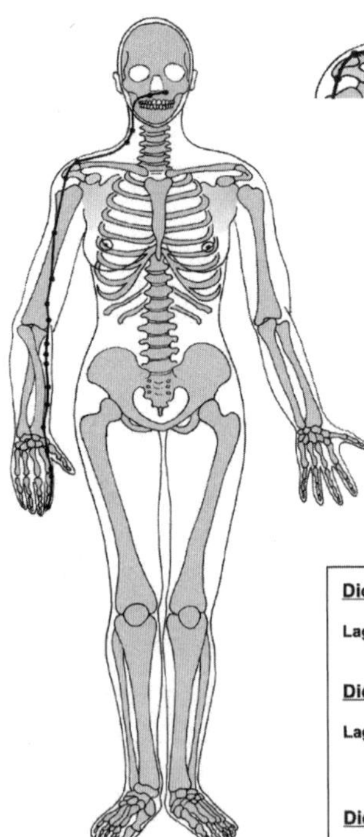

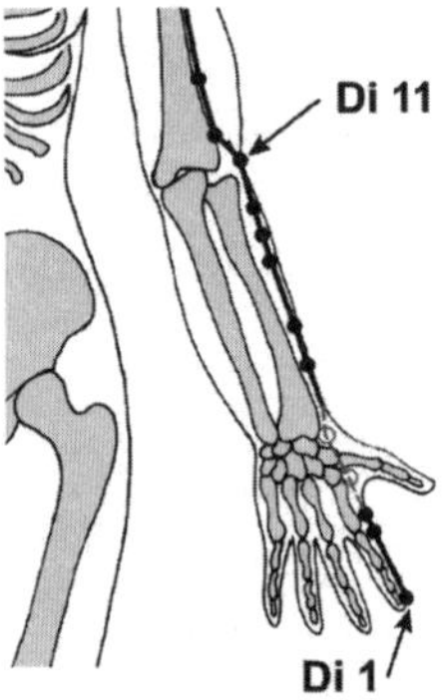

Dickdarm 1 (Di 1)

Lage: links und rechts
Zeigefinger Nagelbett daumenseitig.

Dickdarm 11 (Di 11)

Lage: links und rechts
Ende Ellenbogenfalte außen.
Zum leichteren Auffinden Arm beugen.

Dickdarm 19 (Di 19) = Toxinpunkt

Lage: nur rechts
Unterhalb des Nasenlochs.

Nieren-Meridian (Yin – Wasser)

Traditionell wird die Niere als grundlegender Energielieferant für alle anderen Organe des Körpers gesehen. In der chinesischen Vorstellung „speichert" sie auch die ererbte Energie unserer Vorfahren. Daher sind die Nieren sehr stark verantwortlich für unsere Lebendigkeit und den Grad unserer Vitalität. So wie das Wasser für alle Lebensprozesse inner- und außerhalb der Zellen lebensnotwendig ist, so wichtig ist eine vitale Nierenenergie, um die Stürme des Lebens unbeschadet zu überstehen. Der Nieren-Meridian beeinflusst auch die Sexualenergie, daher steht ein zu stark oder ein zu schwach ausgeprägtes sexuelles Verlangen mit diesem Meridian in Verbindung.

- Negative Gefühle des Nieren-Meridians: übersteigerte Ängste, die in keiner Relation zur tatsächlichen Bedrohung stehen, Panik, Depressionen, Starre und Unbeweglichkeit im Denken und Fühlen, pessimistische Lebenseinstellung, Mangel an Entschlusskraft.
- Seelische Aufgabe des Nieren-Meridians: Mitschwingen im Fluss des Lebens, mit der Welle des Ozeans, sich tragen lassen, weich sein, sich hingeben können und auf die Kraft des Wassers vertrauen lernen.

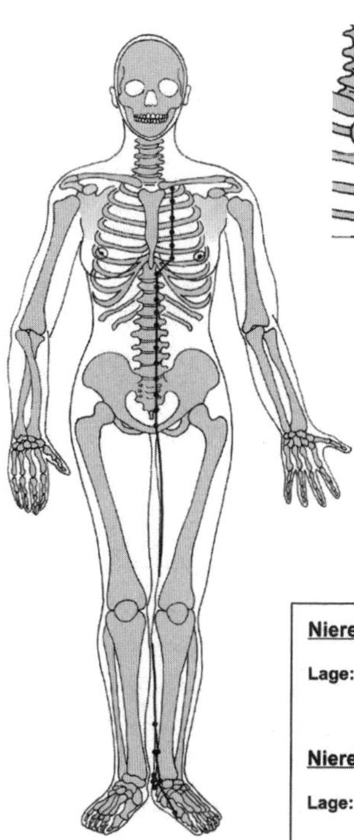

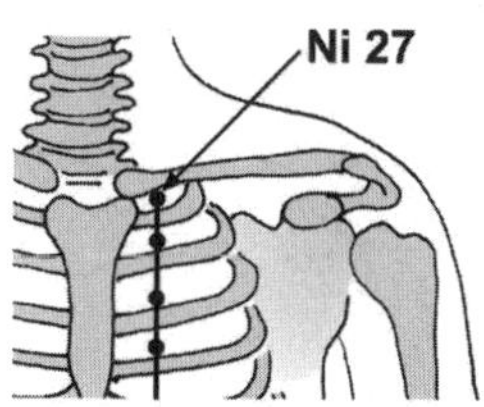

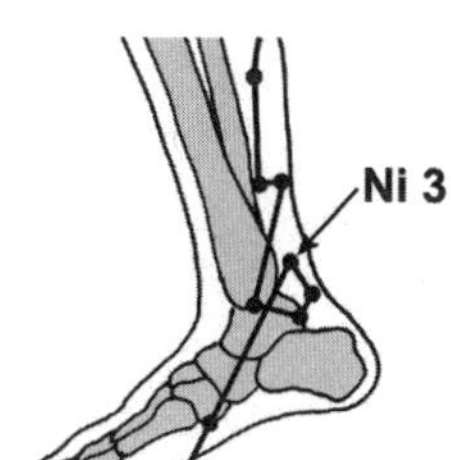

Niere 3 (Ni 3)

Lage: **links und rechts**
Vertiefung hinter dem Fußgelenk - Innenseite.

Niere 27 (Ni 27) = Kreislaufpunkt

Lage: **nur links**
Zwischen 1. Rippe und Schlüsselbein in etwa 2 Finger breit neben der Mittellinie des Brustbeins.

Blasen-Meridian (Yang – Wasser)

Der Blasen-Meridian steuert die Speicherung und Ausscheidung des von der Niere kommenden Urins, sie ist quasi der „Verwalter" der von der Niere kommenden grundlegenden Lebensenergie, der dafür sorgt, dass das Wasser gerecht verteilt wird und es in Teilen des Organismus weder zu „Überschwemmungen" noch zu „Trockenheit" kommen kann. Dieser Meridian ist also maßgeblich zuständig für das Gleichgewicht unserer Körperflüssigkeiten.

• Negative Gefühle des Blasen-Meridians: Überempfindlichkeit und Schreckhaftigkeit bis hin zur Angst. Die Betroffenen neigen zu Nervosität, ärgern sich leicht über Lappalien und haben oft wirre Träume.

• Seelische Aufgabe des Blasen-Meridians: geistig und körperlich entspannen können, loslassen, zulassen von innerer Stille und geistiger Ruhe.

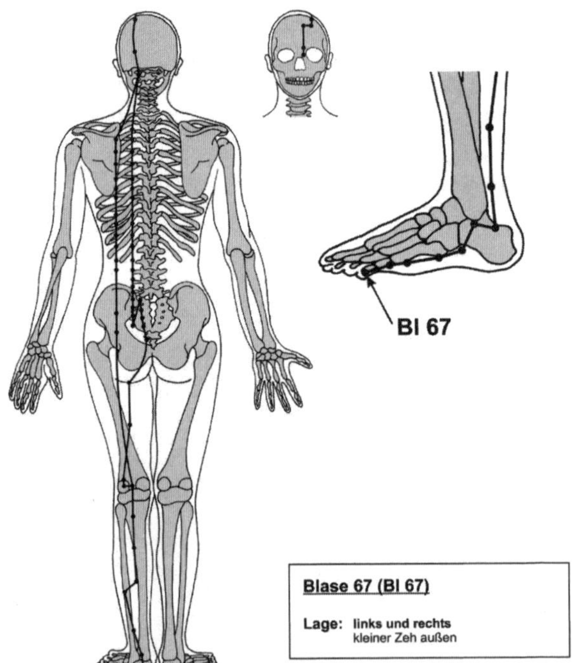

Praktischer Einsatz von Symbolen an den Meridianen

Ein energetischer Ausgleich der Meridiane bzw. die Wiederherstellung des Fließgleichgewichtes im Organismus kann durch das Auftragen von Strichcodes an Akupunkturpunkten auf einfache Weise bewerkstelligt werden. Dabei werden nach einem festgelegten Schema verschiedene Stellen am Körper der Reihe nach mit der Einhandrute getestet, wobei jeder Punkt, der eine Blockade anzeigt, sofort mit einem Zeichen an Ort und Stelle ausgeglichen wird.

Wir nennen diesen Vorgang „Energie-Balance". Sie können die Energie-Balance sowohl bei sich selbst durchführen als auch natürlich bei jeder anderen Person.

Dieses System gibt einerseits Auskunft über das Energiegleichgewicht oder -ungleichgewicht der Testperson, ist andererseits aber auch ein sofortiges Hilfsinstrument, um energetische Blockierungen zu beseitigen oder zumindest zu bessern.

Im gleichen Testvorgang können Sie zudem äußere Einflüsse, wie Elektrosmog- oder Erdstrahlenbelastung, feststellen. Außerdem können an speziellen Akupunkturpunkten auf unser Energiesystem negativ wirkende Einflüsse wie Allergien, Blutpilzbelastung (Mykosen), Amalgam- oder andere Schwermetallbelastungen diagnostiziert werden.

Vortests

Um nachher beurteilen zu können, ob unsere Energie-Balance Erfolg hatte, wollen wir zunächst einige Vortests machen. In der folgenden Beschreibung gehen wir von dem Fall aus, dass Sie die Energie-Balance bei einer anderen Testperson durchführen.

1. Testfähigkeit prüfen

Sie testen sowohl bei sich als auch bei der Testperson Folgendes: linke und rechte Hemisphäre, psychische Momentansituation am Hinterkopf, geopathische und Elektrosmogbelastung am Akupunkturpunkt Lenkergefäß 20 (LG 20) am höchsten Scheitelpunkt des Kopfes. Sie machen bei Bedarf die Ausgleichsstriche und testen dann noch einmal, ob jetzt alles in Ordnung ist.

2. Wirbelsäule-Organ-Testung am Kopf

Dass sich innere Organe an anderen Körperzonen wiederholen/spiegeln, kennen Sie vielleicht von den Reflexzonen am Fuß oder von den Head'schen Zonen am Rücken. Erich Körbler machte die Öffentlichkeit mit einer weiteren Wiederholung und Testmöglichkeit für eventuelle Organbelastungen bekannt: der Wiederholung der Wirbelsäule am Kopf. Vom höchsten Scheitelpunkt (LG 20) ausgehend, am Scheitel entlang bis zum Haaransatz können wir die energetische Situation der Wirbelsäule und der damit verbundenen Organe testen.

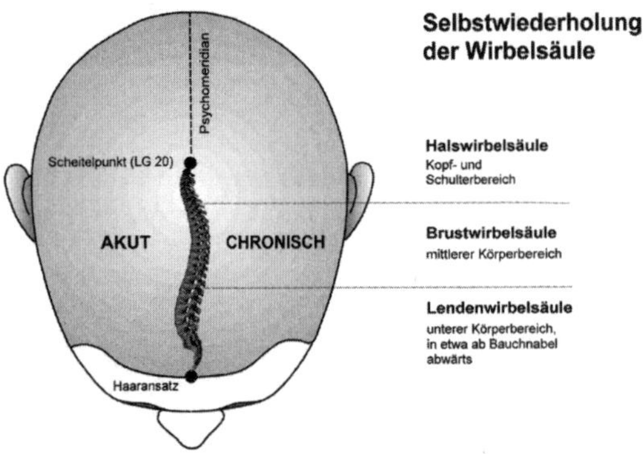

Fahren Sie dazu mit dem linken Zeigefinger vom LG 20 ausgehend langsam in Richtung Stirn und beobachten Sie den Rutenausschlag. Sollte sich auf dieser Strecke ein negativer Ausschlag zeigen, merken oder notieren Sie ihn sich vorerst. Denn nach der Durchführung der Energie-Balance kann es sein, dass sich hier keine Störung mehr zeigt.

Organwiederholung an der Wirbelsäule

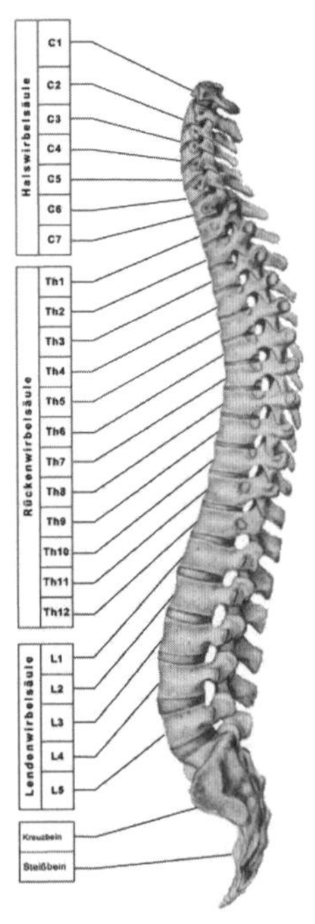

3. Energetische Testung der Wirbelsäule am Rücken

Der dritte Vortest betrifft die Wirbelsäule selbst. Fahren Sie mit dem linken Zeigefinger vom ersten Halswirbel ausgehend die Wirbelsäule langsam entlang nach unten bis zum Kreuzbein. Merken Sie sich auch hier die Stellen, wo eventuell ein negativer Rutenausschlag kommt. Denn auch der energetische Zustand der Wirbelsäule kann sich nach der Energie-Balance schon verbessert haben.

Meridianausgleich durch Energie-Balance

Für die Durchführung der Energie-Balance werden Sie nun die wichtigsten Akupunkturpunkte und einige zusätzliche Testpunkte am Körper kennenlernen. Die meisten Punkte befinden sich an den Händen und an den Füßen. Pro Meridian genügt ein Testpunkt, er steht stellvertretend für die energetische Situation des gesamten Meridianverlaufs. Je nach Rutenausschlag kann an diesen Punkten direkt am Körper festgestellt werden, ob energetische Blockierungen vorhanden sind, die sich schwächend auf das Energiesystem auswirken.

Um den Ausgleich wiederherzustellen, wird der jeweils passende Strichcode sofort an der getesteten Körperstelle angebracht. Dadurch werden energetische Defizite an Ort und Stelle ausgeglichen, Blockaden gelöst und der Energielevel des „bearbeiteten" Meridians, und oft auch nachfolgender Meridiane, sofort beeinflusst. Am Anfang meinen Sie vielleicht: „Wie soll ich mir das merken?" – Aber keine Angst, wenn Sie die Energie-Balance drei- bis fünfmal durchgeführt haben, kennen Sie die Punkte auswendig. Auch hier gilt wieder: Am besten erlernt man diese Technik in einem Kurs, in dem die Teilnehmer gegenseitig an sich die Energie-Balance durchführen und einüben.

Testpunkte an Händen und Füßen

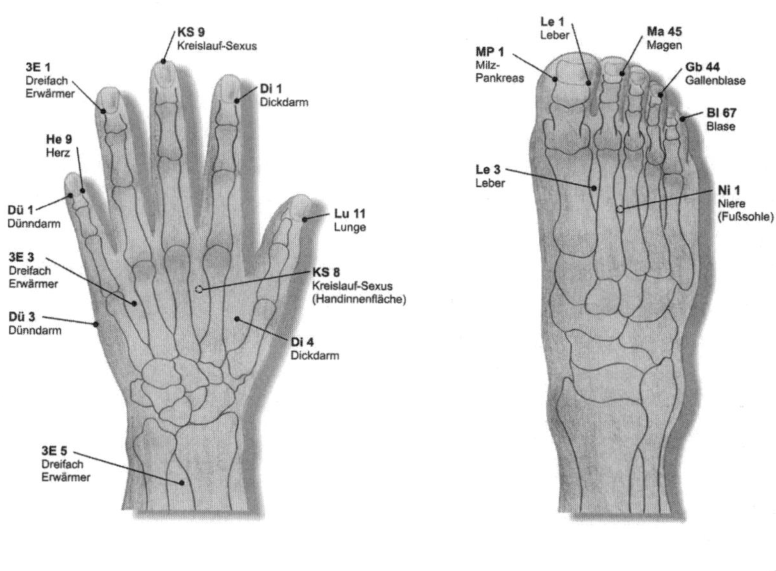

Die Körperpunkte in der Reihenfolge der Testung		
Klassische Akupunkturpunkte	**Testen – wo?**	**Zeichnen – wo?**
1. Dickdarm 1	Zeigefinger Nagelbett innen	**Di1** oder **Di11** Ellbogenfalte außen
2. Herz 9	Kleiner Finger Nagelbett innen	**He9** oder **He3** Ellbogenfalte innen
3. Dünndarm 3	Handfalte außen	**Dü3** Handfalte außen
4. Kreislauf-Sexus 8	Mitte Handinnenfläche = KS 8	**KS3** Ellenbogenfalte Mitte
5. Entzündungs-punkte	Handgelenk innen	Ab Grad 5 **immer 4 Striche** quer über das ganze Handgelenk
6. 3-fach--Erwärmer 5	Handgelenk außen Mitte, wo die Uhr ist	**3E 5** (gleiche Stelle wie Teststelle)
7. Lunge 1	Winkel Schlüsselbein/Schulter-gelenk	**Lu 1** (gleiche Stelle wie Teststelle)
8. Leber 3	Fußrücken neben dem Großze-hengrundgelenk	**Le 3** (gleiche Stelle wie Teststelle)
9. Niere 3	Vertiefung hinter dem Fußgelenk – Innenseite	**Ni 3** (gleiche Stelle wie Teststelle)
10. Milz-Pankreas 6	4 Querfinger über dem Fußge-lenk – Innenseite	**MP 6** (gleiche Stelle wie Teststelle)
11. Magen 36	Handfläche von oben aufs Knie legen – den Ringfinger ca. 2 cm nach außen neben das Schienbein führen	**Ma 36** (gleiche Stelle wie Teststelle)
12. Gallenblase 44	4. Zeh (vom Großzeh aus gezählt), Zehennagel außen in Richtung kleiner Zeh	**GB 44** (gleiche Stelle wie Teststelle)
13. Blase 67	Kleiner Zeh außen	**Bl 67** (gleiche Stelle wie Teststelle)
Zusätzliche Testpunkte:		
14. Hormon-/ Schild-drüsenpunkt	Hals Mitte knapp unterhalb des Grübchens	(gleiche Stelle wie Teststelle)
15. Kreislaufpunkt Ni 27	Winkel Brustbein/Schlüsselbein Nur links	**Ni 27** links (gleiche Stelle wie Teststelle)
16. Blutpilze (Mykosen)	Von der Mitte des linken Schlüs-selbeins gerade Richtung Brust gehen. Die Stelle liegt im dritten Zwischenrippenraum links.	siehe Ausführungen zum Blut-pilze-Mykosenpunkt auf S. 66
17. Schwermetalle/ Toxine Di 19	unter dem rechten Nasenloch	**Di 19** rechts (gleiche Stelle wie Teststelle)
18. Allergien Dü 19	direkt vor dem rechten Ohr	**Dü 19** rechts (gleiche Stelle wie Teststelle)

Zu den Abkürzungen:

Di = Dickdarm-Meridian
He = Herz-Meridian
Dü = Dünndarm-Meridian
KS = Kreislauf-Sexus-Meridian (auch Perikard oder Herzbeutel genannt)
3E = 3-fach-Erwärmer-Meridian
Lu = Lungen-Meridian
Le = Leber-Meridian
Ni = Nieren-Meridian
MP = Milz-/Pankreas-Meridian
Ma = Magen-Meridian
GB = Gallenblasen-Meridian
Bl = Blasen-Meridian

Wie gehen Sie vor?

Legen Sie den linken Zeigefinger der Reihe nach auf die Punkte 1 bis 18 und beobachten Sie den Ausschlag der Rute. Ab Grad 5 oder höher malen Sie den ausgleichenden Strichcode entsprechend dem ausgetesteten Grad (so wie Sie es im Kapitel „Der energetische Kreis" gelernt haben) auf den in der Tabelle beschriebenen Punkt. Testen Sie nach jedem bemalten Punkt immer sofort nach, ob der Meridian jetzt ein „Ausgeglichen" (Grad 1) anzeigt. Erst dann gehen Sie zum nächsten Testpunkt über und verfahren genauso, bis Sie alle Punkte durchgetestet und energetisch ausgeglichen haben. Sie bearbeiten grundsätzlich beide Seiten, also Dickdarm 1 am linken und rechten Zeigefinger, Herz 9 am linken und rechten kleinen Finger. Für die zusätzlichen Testpunkte gelten Sonderregelungen (siehe obige Liste).

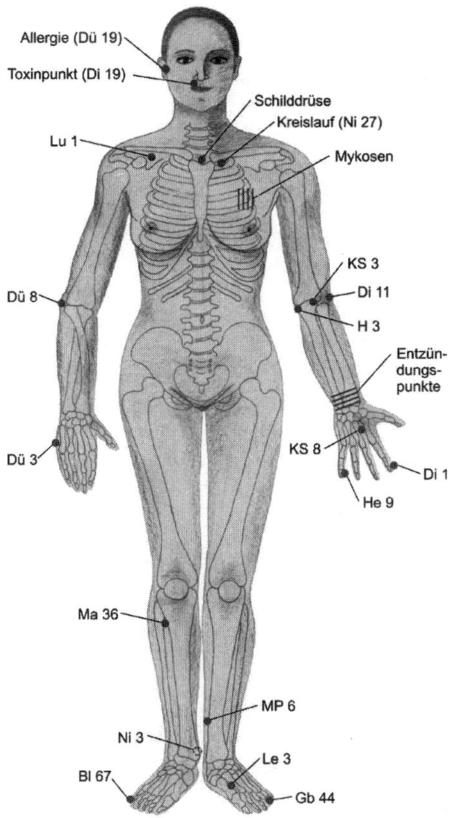

Wenn Sie die komplette Energie-Balance beendet haben, müssen Sie feststellen, wie lange die Zeichen aufgemalt am Körper verbleiben sollen. Stellen Sie sich dazu neben die rechte Schulter des Patienten (Linkshänder neben die linke Schulter), halten Sie nun die linke (Linkshänder die rechte) Hand über die rechte (Linkshänder die linke) Gehirnhälfte des Patienten und fragen Sie ab, wie lange die Zeichen am Körper bleiben sollen (Stunden, Tage). Nach dieser Zeit sollten die Zeichen wieder abgewaschen werden, denn das Energiesystem kann auch negativ (z. B. mit Unwohlsein oder Schmerzen) reagieren, wenn die energetische Frequenz der Ausgleichszeichen nicht mehr stimmt.

Besonderheiten der zusätzlichen Testpunkte

• Hormon-/Schilddrüsenpunkt: Der Schilddrüsenpunkt betrifft das gesamte sensible Hormonsystem. In der Praxis hat sich gezeigt, dass hier ein Zeichen meist kürzer aufgemalt bleiben sollte, oft nur Minuten oder wenige Stunden, weil eine zu lange Verweildauer Unwohlsein oder andere negative Reaktionen beim Patienten hervorrufen kann. Testen Sie die Zeitdauer für den Schilddrüsenpunkt deshalb unbedingt extra.

• Kreislaufpunkt Niere 27: Nur links testen und ausgleichen (Winkel Brustbein/Schlüsselbein).

• Blutpilze-Mykosenpunkt: Nur links testen: Von der Mitte des linken Schlüsselbeins in einer geraden Linie Richtung Brust gehen. Die Stelle liegt im dritten Zwischenrippenraum. Hier malen Sie nicht das Zeichen auf, das Sie im Energiekreis getestet haben, sondern gehen folgendermaßen vor:

Ab Grad 5: Sie halten eine Karte mit 4 senkrechten Strichen an den Testpunkt. Kommt jetzt ein „Ausgeglichen", handelt es sich um ungefährliche Pilze. Sie müssen nichts weiter tun. Zeigt die Rute jedoch immer noch Grad 3, 4, 5 oder höher an, malen Sie 4 senkrechte Striche über den Punkt, um energetisch auszugleichen. Testen Sie anschließend immer noch Grad 5 oder höher, müssen Sie zusätzlich die schädlichen Blutpilze herausfinden und ausleiten.

• Schwermetalle-/Toxinpunkt Dickdarm 19: Nur rechts testen und ausgleichen (unter dem Nasenloch). Mit dem Bemalen dieses Punktes ist die Schwermetallbelastung noch nicht gelöscht, nur für den Augenblick wird ein energetisch ausgleichender Impuls gesetzt. Die giftigen Stoffe müssen in einem gesonderten Vorgang ausgeleitet werden (siehe Kapitel „Amalgam und Gifte ausleiten").

• Allergiepunkt Dünndarm 19: Nur rechts testen und ausgleichen (vor dem Ohr). Es gilt das Gleiche wie für den Schwermetalltestpunkt. Wir merken uns, dass eine Allergie besteht, die aber später noch auf ihre auslösenden Stoffe hin getestet werden und gesondert behandelt werden muss.

Nachtests

Nach der kompletten Durchführung der Energie-Balance testen Sie jetzt nach, ob sich an den Stellen, die Sie beim Vortest getestet haben, etwas gebessert/verändert hat.

Wirbelsäule-Organ-Testung am Kopf

Sie gehen vor, wie beim Vortest beschrieben. Sollte sich hier keine Besserung zeigen, kann eine Blockierung durch Narbenstörfelder oder durch kranke Zähne bestehen. Testen und entstören Sie die Narben, wie weiter unten beschrieben, und überprüfen Sie die Zähne mit der Rute.

Energetische Testung der Wirbelsäule am Rücken

Auch die Wirbelsäule testen Sie, wie beim Vortest beschrieben. Falls die Rute noch an irgendeiner Stelle eine Belastung anzeigt, können Sie fragen, ob Sie an Ort und Stelle (Mitte der Wirbelsäule, links oder rechts) ein Zeichen anbringen sollen. Wenn ja, testen Sie, welches Zeichen aus dem Energiekreis das passende ist. Vergessen Sie nicht abzufragen, wie lange dieses Symbol dort belassen werden soll.

Sonderfall: Y am Körper

Wir haben bereits gehört, dass das Y ein sehr wertvolles Symbol ist, das viele Dinge energetisch aufwerten kann, z. B. Lebensmittel, Medikamente oder Wasser. Sie können es auch am Körper einsetzen, etwa bei Prozessen, bei denen der Abtransport von Gewebewasser gefördert werden soll, wie Lymphstauungen oder Ödemen. Gehen Sie hier aber bitte nur sehr gezielt und mit größter Vorsicht vor. Bei der Verwendung des Y am Körper muss immer vorher ausgetestet werden, in welcher Richtung es aufgemalt werden soll. Sonst stauen sich eventuell die Körperflüssigkeiten noch mehr und dem Patienten geht es schlechter. Rechts und links von der Wirbelsäule aufgemalt, wird das Ypsilon von erfahrenen Therapeuten auch bei Bandscheibenproblemen angewendet.

Teil II: Praxisanwendungen

Elektrosmog

Dass Elektrosmog existiert, auch wenn man ihn nicht sehen oder riechen kann, steht heute außer Frage. Umstritten ist jedoch immer noch, ob und wie schädlich er für den menschlichen Organismus ist. Magnetische oder elektromagnetische Strahlung unter 1 Milligauß (mG) wird heute allgemein als unschädlich angenommen. Bedenkt man jedoch, dass die elektromagnetische Ladung vor einem Computer 10–20 mG beträgt und dieses Gerät meist nicht das einzige ist, das uns (und vor allem unsere Kinder!) im Alltag umgibt, so stimmt das schon mehr als bedenklich.

Zudem besteht der menschliche Organismus zum Großteil aus Wasser – einem idealen Leiter. Alle unsere Körperabläufe werden von Rhythmen beziehungsweise natürlichen elektrischen Impulsen niedriger Frequenzen geregelt. Ein Eingriff in diese natürlichen, lebenssteuernden Abläufe durch die Technisierung unserer Umwelt bedeutet nicht nur Stress, sondern kann unserem Organismus schaden und sogar unberechenbare Folgen haben.

Unabhängig von allen Grenzwerten hat es zu allen Zeiten besonders „fühlige" Menschen gegeben, die deutlicher als andere spüren, dass ein Arbeitstag unter einer Neonleuchte Körper und Geist auslaugt oder dass ihnen eine schlechte Bettstelle eine schlaflose Nacht bescheren kann.

Von einigen Tieren wissen wir, dass sie spezielle Rezeptoren besitzen, um magnetische und elektromagnetische Felder wahrzunehmen. So navigieren zum Beispiel Meeresfische mit Hilfe des Magnetfelds der Erde; Tauben oder Fledermäuse nehmen geringste Veränderungen (gemessen in Nanotesla = nT) im Erdmagnetfeld wahr. Das menschliche Nervensystem reagiert dagegen auf elektromagnetische Einflüsse, ohne dass dazu besondere Rezeptoren notwendig wären. Da jeder Mensch ein einmaliges Geschöpf mit ganz individuellen Anlagen und Befindlichkeiten ist, kann auch die Strahlungsempfindlichkeit von Organismus zu Organismus unterschiedlich sein. Ein gesunder Organismus wird einem negativen Strahlungsfeld länger standhalten als ein bereits durch andere Krankheiten geschwächter.

Code 19

Erfahrungsbericht: Gestörter Schlaf

Ein Patient konnte immer mühelos ein- und durchschlafen, wo immer er sich auch hinlegte. Als er 2003 sein neues Haus bezog, stellte er sein Bett an eine auf den ersten Eindruck geeignet erscheinende Stelle – und konnte in dieser Nacht kein Auge zumachen. Auch in den nächsten beiden Nächten schlief er extrem schlecht und unruhig. Daraufhin testete ich seine Bettstelle mit der Einhandrute und stellte tatsächlich im Kopfbereich eine Störzone fest. Interessant für mich war, dass ein anderer erfahrener Rutengeher, der in der vorhergehenden Woche die Räume bereits getestet hatte, diese Störzone bestätigen konnte. Wir verschoben daraufhin das Bett, und gleich in der folgenden Nacht konnte der Mann wieder – wie gewohnt – wunderbar schlafen und tut das seitdem immer noch.

Messbar ist, dass künstliche elektromagnetische Felder, wie sie etwa von Radioweckern, Mikrowellengeräten, Fernsehern oder Mobiltelefonen ausgehen, einen direkten Einfluss auf das Hormonsystem ausüben. Das lässt sich zum Beispiel an der Produktion des Hormons Melatonin nachweisen, das im Wachzustand nicht produziert wird, wohl aber im Tiefschlaf. Wird über die Zirbeldrüse zu wenig Melatonin produziert, ist auch der Schlaf nicht tief genug und damit nicht erholsam.

Elektrosmog
Sammelbegriff für natürlich nicht vorkommende elektrische Störfelder aus niederfrequenten und hochfrequenten Wechselfeldern. Zum Elektrosmog wird nur „nichtionisierende" Strahlung gezählt, die keine radioaktive Wirkung hat. Im Strahlenschutz ist Radioaktivität ein anerkanntes Gesundheitsrisiko – im Gegensatz zum „Elektrosmog". Die Grenzwerte in Deutschland sind zum Teil bis zu 1.000-fach höher als in anderen Ländern.

Niederfrequente elektrische Wechselfelder
Diese entstehen durch die Wechselspannung in elektrischen Leitungen, Schaltern, Steckdosen und angeschlossenen Geräten wie Radiowecker, Fernseher, Radio und Lampen, auch wenn kein Strom fließt.

Elektrostatik
Produkte aus synthetischen Materialien haben sich in den letzten Jahrzehnten immer weiter verbreitet. Künstliche Furniere in Holzoptik, PVC- und Laminatböden, Polyestervorhänge und synthetische Teppiche und Tapeten sorgen in ihrem elektrostatischen Zusammenspiel für eine „geladene" Wohnraumatmosphäre. Trockene warme Heizluft sorgt zudem für eine Steigerung der Oberflächenspannung: Viele Menschen kennen den kleinen elektrischen Schlag beim Berühren der Türklinke. Stressfaktoren durch Elektrostatik lassen sich durch die richtige Auswahl von Baumaterialien und Wohnungseinrichtung reduzieren.

Elektrosensibilität

Unter Elektrosensibilität versteht man die Fähigkeit des Organismus, elektrische, magnetische oder elektromagnetische Felder wahrzunehmen. Elektrosensible Menschen, die lange Zeit in sendernahen Wohngebieten wohnen, reagieren zum Teil mit massiven Beeinträchtigungen auf diese Felder. Immer mehr Menschen hören elektromagnetische Felder als Pfeifen, Klopfen und Surren usw. Beispiele von Beschwerden bei Elektrosensibilität sind Hitze, Rötungen und Ausschläge der Haut, Atembeschwerden, Herzklopfen, Magenbeschwerden, Übelkeit, Schmerzen oder Taubheitsgefühle in den Gelenken und Muskeln, Schwindel, Kopfschmerzen, Sehbeschwerden, Augenbrennen, Lichtempfindlichkeit. „Objektiv" kann eine Elektrosensibilität über eine unregelmäßige Ausschüttung des Hormons Melatonin nachgewiesen werden. An psychischen Symptomen fallen anhaltende Müdigkeit, Leistungsabfall, Konzentrationsschwäche, Schlafstörungen und Nervosität auf. Von der Elektrosensibilität unterscheidet man die Elektroallergie, bei der mit der Ausschüttung von Histamin eine echte allergische Reaktion nachweisbar ist.

Melatonin

Melatonin ist ein Hormon, das in der Zirbeldrüse erzeugt und vom Tag-Nacht-Rhythmus gesteuert wird. In Laborversuchen hat man nachgewiesen, dass eine durch Elektrosmog gestörte Zirbeldrüse die Produktion von Melatonin einschränkt. Anzeichen einer zu geringen Melatoninausschüttung können zum Beispiel Unruhe oder Schlafstörungen sein. Wenn dieses Hormon als Fänger aggressiver Moleküle (freie Radikale) fehlt, kann außerdem das Immunsystem geschwächt und indirekt die Entstehung von Krebserkrankungen begünstigt werden.

Elektrosmog mit der Einhandrute messen

Gesundheitsschädliche Einwirkungen von Elektrosmogstrahlung im Nanometerbereich können mit der Einhandrute gemessen und mit Hilfe von geometrischen Formen positiv verändert werden.

Wenn die Rute Grad 1 anzeigt, also ausgeglichen schwingt, ist die Qualität der Strahlung mit unserem Organismus verträglich. Testen Sie einfach im energetischen Kreis, welche Ausschläge sich ergeben, wenn Sie Ihren linken Zeigefinger zum Beispiel auf den Radiowecker, Steckdosen, Haushaltsgeräte oder die elektrische Leitung in der Wand halten. Zeigt die Rute Grad 5 oder höher an, so ist die Frequenz dieser elektromagnetischen Quelle mit der Frequenz Ihres Organismus nicht verträglich und kann früher oder später physische, aber auch seelisch-geistige Beschwerden hervorrufen. Außerhalb der Wohnräume gelegene Satellitenanlagen oder Sendemasten können Sie testen, indem Sie Ihre Handinnenfläche in Richtung der Anlage halten und Ihre Gedanken auf das Testobjekt richten.

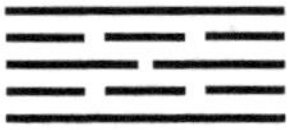

Das Elektrosmog-Entstörsymbol

Das Elektrosmogsymbol haben wir bereits bei den Vortestungen kennengelernt. Erinnern Sie sich? Wenn sich am höchsten Scheitelpunkt LG 20 beim Testen mit der Einhandrute eine Kreisbewegung (egal ob nach links oder rechts) zeigt, haben Sie eine Elektrosmogbelastung. Durch Anschauen des Elektrosmogkärtchens (ca. 2 Minuten) erreichen Sie eine momentane „Entladung" des Organismus von unverträglicher Strahlung.

Das Elektrosmogsymbol lässt sich aber darüber hinaus auf vielfältige Weise für die Entstörung von Klein- und Großgeräten benutzen, z. B. für Wecker, Armbanduhren, Fernsehgräte, Kühlschränke, CD-Player, Steckdosen, Mikrowellengeräte, Telefonstationen, Lampen, alle Geräte aus Metall, auch solche, die nicht an das elektrische Leitungssystem angeschlossen sind.

Das Elektrosmogsymbol gibt es als praktische Abziehfolie im Handel. Wenn Sie ein elektrisches Gerät als unverträglich für Ihren Organismus getestet haben, kleben Sie eine Folie auf das Gerät auf. Fragen Sie vorher, wo Sie das Symbol aufkleben sollen und ob Sie eventuell noch ein zweites oder drittes an einer anderen Stelle des Gerätes benötigen. Testen Sie dann nach, ob das Symbol die unverträgliche Frequenz ausgleichen oder zumindest um einige Grade verbessern kann.

Grundsätzlich kann das Elektrosmogsymbol die Strahlung natürlich nicht wegzaubern, sie ist nach wie vor vorhanden, denn wir haben ja die Quelle nicht beseitigt. Aber sie wird in der Wirkung für unseren Organismus verträglicher gemacht, was besonders wichtig ist, wenn es sich um Störquellen handelt, die man nicht einfach entfernen oder auswechseln kann (wie Leitungen in der Wand oder Steckdosen).

Das Elektrosmogsymbol kann auch auf ein A4-Blatt vergrößert und kopiert werden und zum Beispiel unter den Computer oder Fernseher gelegt werden. Allerdings sollten Sie in diesem Fall ab und zu nachtesten, ob die Entstörung noch anhält, denn Papier lädt sich nach einiger Zeit selbst auf. Optimal wäre, das Symbol auf einen natürlichen, ungefärbten Baumwollstoff zu drucken; mit diesem haben viele Anwender bessere Erfahrungen gemacht.

Weitere Tipps zur Vermeidung von Elektrosmog

Bereits bei der Planung beziehungsweise vor dem Bezug einer neuen Wohnung oder eines Hauses können Sie vorbeugend handeln, um unerwünschte nieder- und hochfrequente Strahlungen in Ihren Räumen abzumildern:

- Meiden Sie die Nähe zu Hochspannungsleitungen, überirdische Stromleitungen, Trafos, Sendeanlagen usw.
- Elektromagnetische Strahlung dringt problemlos durch Wände. Beachten Sie deshalb bewusst, was hinter Bett oder Schreibtisch angrenzt. Beachten Sie auch, welcher Raum unter dem Schlafzimmer liegt. Sehr ungünstig ist beispielsweise der Heizungsraum.
- Stellen Sie Ihr Bett so, dass mindestens ein Meter Abstand zu den Heizkörpern gewährleistet ist.
- Schalten Sie Fernsehgeräte und ähnliche Apparate nachts ganz aus, auch die Standby-Funktion (rotes Licht) sollte ausgeschaltet sein. Überlegen Sie, ob Ihr Kind unbedingt einen Fernseher oder einen Computer im Kinderzimmer braucht.
- Direkt unter einer Halogenlampe mit Transformator zu schlafen ist ungefähr so, als würden Sie unter einer Hochspannungsleitung liegen.
- Verzichten Sie auf Radiowecker, Radio und Halogenlampen, zumindest im Schlafzimmer.
- Mechanische Armbanduhren und Wecker sind besser verträglich als Quarzuhren.
- Wenn Sie Brillenträger sind, testen Sie am besten vor dem Kauf Material und Form des Gestells.
- Vermeiden Sie unterschiedliche Metalle im Mund (z. B. gleichzeitig Zahnfüllungen aus Amalgam und Gold), denn es entstehen ungute Wechselspannungen.
- Meiden Sie Fußbodenheizungen.
- Eingebaute Netzfreischalter schrauben die Spannung in der Nacht fast ganz herunter, so dass Sie beruhigt schlafen können.

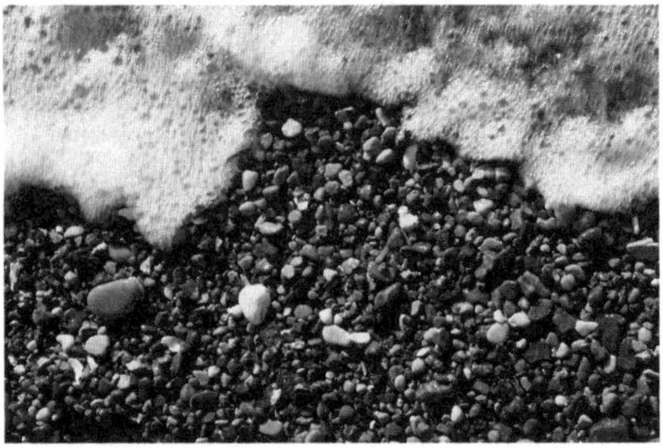

Geopathische Belastungen und Raumentstörung

Die Geopathologie (griech. ge = Erde; pathos = Krankheit) beschäftigt sich mit Erkrankungen, die durch einen (längeren) Aufenthalt auf belasteten Standorten entstehen. Solche Störzonen können zum Beispiel Wasseradern, Erdverwerfungen oder sogenannte Gitternetze sein.

Das Erdmagnetfeld

Das Erdmagnetfeld ist ein natürlich entstandenes Feld, das in Nord-Süd-Richtung zu den Polen hin ausgerichtet ist. Über die Entstehung wird noch geforscht. Alles Leben auf der Erde hat sich im Laufe der Evolution auf das Erdmagnetfeld eingestellt und kann gut damit leben. Einige Tiere, z. B. Zugvögel, Meeresschildkröten oder Haie, nutzen das Erdmagnetfeld sogar zur Orientierung. Diese natürlichen Felder sind in der Regel „Gleichfelder", die für den Organismus allgemein als verträglich gelten.

Wasseradern

Wasseradern sind eigentlich keine „Adern", sondern große Wasserflächen, in denen es zu Strömungen und vielfältigen Fließbewegungen kommt. Regen versickert im Boden, dringt durch viele Gesteinsschichten und bildet dort, wo das Gestein nicht durchlässig ist, unterirdische Wasserläufe. Wo diese Wasserläufe zusammentreffen, bilden sich immer größere Wasserflächen oder Flüsse, die fortwährend bestrebt sind, sich weiterzubewegen. Wasseradern können in Spalten senkrecht oder schräg verlaufen.

Fließendes Wasser kann Störzonen bilden, die eine Belastung für lebende Organismen darstellen können. Man vermutet, dass die für den Menschen negativ spürbare Energie vor allem durch die Reibung des Wassers an den Ufern hervorgerufen wird.

Schläft ein Mensch lange Zeit auf einer Wasserader, können sich allmählich unmerkliche Verspannungen einstellen. Unruhiger Schlaf, Albträume, Kopfschmerzen, Kreislaufprobleme und viele andere Beschwerden können mögliche Folgen sein. Auch ist nicht auszuschließen, dass schwere Krankheiten wie Krebs oder Herzleiden nach langem Aufenthalt auf einer Wasserader entstehen können.

Gitternetze

In den vergangenen 50 Jahren entdeckten Forscher wie Dr. med. Ernst Hartmann, Dr. med. Manfred Curry, Ing. Siegfried Wittmann oder Dr. Francoir Peyre verschiedene Gitternetzsysteme mit unterschiedlicher Ausrichtung und unterschiedlichem Abstand ihrer Linien.

Gitternetze sind Reizstreifen, die mit dem Magnetfeld der Erde zusammenhängen. Sie überziehen unseren Planeten in regelmäßigen Abständen und sind noch längst nicht abschließend erforscht. Zahlreiche Erfahrungsberichte und Forschungsergebnisse zeigen aber, dass Sie für lebende Organismen in der Regel Störzonen darstellen und zu gesundheitlichen Belastungen führen können. Die bekanntesten Gitternetze sind:

- Globalgitternetz (Hartmann-Gitter),
- Diagonalgitternetz (Curry-Gitter),
- Kuben-Gitternetz (Benker-Würfel).

Zum Teil verlaufen die Gitternetze mit den Himmelsrichtungen (orthogonale Gitter), zum Teil diagonal zu den Himmelsrichtungen (Diagonalgitter):

- Orthogonalgitter (z. B. Hartmann-Gitter, Benker-Gitter) verlaufen in Nord-Süd- und in Ost-West-Richtung. Das Hartmann-Gitter wäre für sich alleine wohl nicht pathogen. Wenn es sich allerdings mit einem anderen Gitter kreuzt bzw. übereinander lagert, bilden sich „Doppelzonen", die auf den Organismus schädlich wirken können.
- Diagonalgitter (z. B. Curry-Gitter) verlaufen in Südwest-Nordost- und in Nordwest-Südost-Richtung.

Gitternetze sind in ihrer Wirkung auf den menschlichen Organismus vor allem dann nicht zu unterschätzen, wenn sich ihre Linien kreuzen („Kreuzungspunkte"). Denn dort verstärkt sich die schädliche Wirkung für die Zellen erheblich. Ihre Auswirkungen auf den Menschen sind zum Teil vergleichbar mit denen von Wasseradern.

Das Globalgitternetz (Hartmann-Gitter)

Das Globalgitternetz, das in den 1950er Jahren von Dr. med. Ernst Hartmann entdeckt wurde, verläuft im Abstand von ca. 2 Metern in Nord-Süd-Richtung und im Abstand von 2,5 Metern in Ost-West-Richtung. Dieses Gitternetz ist heute allgemein anerkannt.

Hartmann konnte als Erster die medizinischen Zusammenhänge zwischen Gitternetz und dem Auftreten von Krankheiten nachweisen. Die Erfahrungen von Betroffenen zeigen, dass Menschen, die bei guter Gesundheit sind, beim Schlafen auf den Gitternetzstreifen so gut wie keine Probleme bekommen. Das Liegen auf Kreuzungspunkten allerdings kann die Schlaftiefe sehr negativ beeinflussen, wie in Laborversuchen nachgewiesen wurde, und dadurch Beschwerden unterschiedlichster Art hervorrufen.

Das Diagonalgitternetz (Curry-Gitter)

Nach dem Arzt Dr. Manfred Curry ist das zweite die Erde umspannende Strahlen-Gitternetz benannt: das Curry-Gitter. Es verläuft diagonal zum Hartmann-Gitter in Richtung der Zwischenhimmelsrichtungen.

Der Abstand zwischen den einzelnen Linien kann zwischen 2,6 und 3,2 Metern betragen. Anders als das Hartmann-Gitter ist es in seiner Form veränderlich und zum Beispiel abhängig von den Mondphasen.

Ähnlich wie beim Hartmann-Gitter haben auch beim Curry-Gitter speziell die Kreuzungspunkte mit anderen Störzonen einen schädlichen Einfluss auf die Gesundheit.

Das Kuben-Gitternetz (Benker-Würfel)

Anton Benker entdeckte bereits in den 1960er Jahren ein anderes Gittersystem, von dem anders als beim Hartmann- und Curry-Gitter viele Menschen noch nichts gehört haben: das Benker-Kubensystem. Dieses kann man sich als aneinandergereihte und gestapelte Quader von 10 mal 10 mal 10 Metern vorstellen. Das Benker-Kubensystem verläuft wie das Hartmann-Gitter in Nord-Süd- und Ost-West-Richtung.

Gesteinsverwerfungen

Verwerfungen sind unterirdische Bruchzonen im Gestein der Erde, die durch Faltungen in den Gesteinsschichten entstanden sind und Breiten von mehreren hundert Metern und mehr haben können. Am bekanntesten sind Brüche, Risse, Spalten und Absenkungen.

Verwerfungen und Brüche entstehen durch Bewegungen im Untergrund, zum Beispiel wenn sich die tektonischen Platten der Erde gegeneinander verschieben (im Großen kennen wir das als Erdbeben).

Nach Dr. Hartmann sind Verwerfungsstreifen immer pathogen, besonders dann, wenn sie sich untereinander bzw. mit Wasseradern oder Gitterlinien kreuzen.

Raumentstörung

Auch für die Raumentstörung sind keine teuren Geräte oder speziellen Abschirmfolien notwendig. Für diesen Zweck stehen uns ebenfalls unsere geometrischen Formen zur Verfügung. Vor allem das balkengleiche Kreuz und das „Jerusalemkreuz" können ein breites Spektrum von Störfeldern abschirmen, die zum Beispiel von Wasseradern, Hartmann- oder Curry-Gittern bzw. deren Kreuzungen verursacht werden.

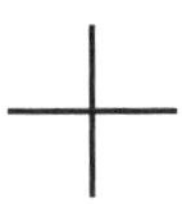

Das balkengleiche Kreuz

Dieses Symbol aus zwei gleich langen Strichen wird schon seit Urzeiten in verschiedenen Kulturen und Religionen als Schutzzeichen verwendet.

Störfelder unter der Erde bzw. deren Verträglichkeit/Unverträglichkeit mit den Schwingungen Ihres Organismus können Sie mit Hilfe der Einhandrute leicht aufspüren. Stellen Sie sich beispielsweise vor Ihr Bett und deuten Sie mit dem Zeigefinger auf die Stelle, die Sie abfragen möchten. Denken oder sprechen Sie das Wort „Störzone", „Wasserader", „Kreuzung" usw. und beobachten Sie den Grad, den die Rute anzeigt. Legen Sie dann das balkengleiche Kreuz unter das Bett und testen Sie erneut. In vielen Fällen bringt dieses Symbol bereits einen Ausgleich oder kann zumindest die Störstelle für Ihren Organismus um einige Grade verträglicher machen.

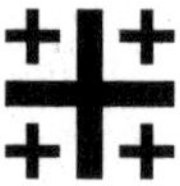

Das Jerusalem-Kreuz

In manchen Fällen reicht das einfache Kreuz zur Entstörung nicht aus oder das Jerusalem-Kreuz ist besser geeignet, eine störende Schwingung zu harmonisieren. Testen Sie deshalb bei einer Belastung durch Wasseradern, Kreuzungen usw. auch dieses Symbol aus. Möglicherweise bringt eine Kombination aus balkengleichem Kreuz und Jerusalem-Kreuz die besten Ergebnisse. Fragen Sie immer ab, wo genau die Symbole liegen sollen, etwa unter dem Kopf- oder Fußteil des Bettes oder in der Mitte.

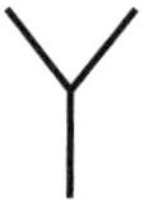

Das Y-Zeichen

Die dritte Möglichkeit, geopathische Belastungen zu harmonisieren, besteht im Einsatz des Y-Symbols. Auch dieses kann unverträgliche Energien der Erde in für den Organismus verträgliche Schwingung umwandeln. Die Natur selbst zeigt uns diese „Taktik": So neigen die Stämme von Bäumen, die auf einer Wasserader stehen, dazu, sich aufzuspalten, um der negativen Energie auszuweichen. Sie wachsen in der Form des Ypsilons.

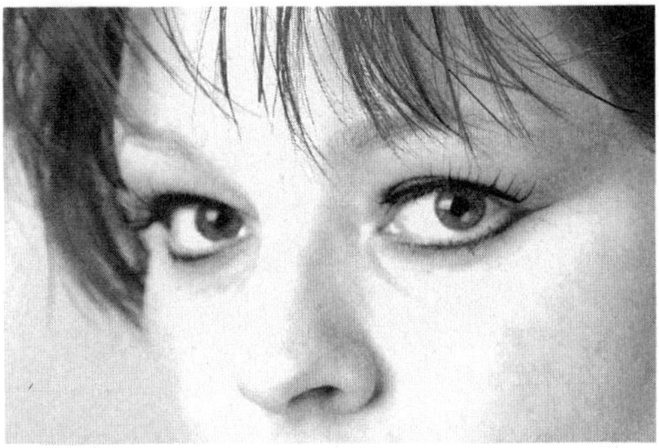

Narbenentstörung

Auch wenn sie in der modernen Medizin außerhalb der direkten Beobachtung der Wundheilung meist vergessen werden: Narben, die beispielsweise nach Operationen oder Verletzungen entstehen, bilden sehr oft Störfelder. Das trifft nicht nur für besonders große, empfindliche, schmerzhafte oder wetterfühlige Narben zu. Auch kleine unscheinbare Narben, an die aber zum Beispiel ein blockierendes Erlebnis geknüpft ist, können negativ testen.

Vergessen werden oft auch innere Narben, wie sie etwa durch Bauchoperationen, Mandeloperationen, Zahnextraktionen oder bei Frauen häufig durch den Dammschnitt verursacht werden.

Das harte, unelastische Narbengewebe blockiert die Energieströme, die in den Meridianen fließen – und dadurch auch alle Organe und sonstigen Körperzonen, die sie mit Energie versorgen sollen. In seiner Auswirkung kann ein Narbenstörfeld kleine und große Befindlichkeitsstörungen, aber auch manifeste gesundheitliche Störungen bis hin zu chronischen Krankheiten verursachen.

Neben mehr oder weniger bekannten Methoden wie dem Unterspritzen der Narben in der Neuraltherapie oder dem „Scratching" (kreuzförmiges Kratzen über dem Narbenverlauf mit einem spitzen Gegenstand, z. B. einem Zahnstocher) können wir mit dem Einsatz von Heilsymbolen auf einfache und schmerzlose Weise ebenfalls viel Wirkung erzielen.

Testen Sie dazu die Narbe wie gewohnt mit der Rute und warten Sie den Ausschlag ab. Sie können dazu einfach mit der Fingerspitze die Stelle berühren oder mit dem Zeigefinger über einer längeren Narbe entlangfahren. Innere Narben oder den Dammschnitt bei Frauen testen Sie mental: Eine gedankliche Abfrage der Narbe genügt.

Zur Entstörung der Narbe nutzen wir im Unterschied zum sonstigen Vorgehen nicht das Symbol, das die Rute anzeigt (also zum Beispiel bei Grad 7 nicht 2-Strich-Sinus), sondern nur die Symbole

- 1 Strich und
- Sinus.

Wurde eine Narbe negativ getestet, halten Sie zunächst ein Kärtchen mit einem Strich gegen die Narbe (so als wenn Sie die Narbe durchstreichen wollten) und testen Sie damit erneut. Kommt jetzt bereits ein „Ausgeglichen", malen Sie den Strich so auf die Narbe, dass die Schwingung komplett harmonisiert wird. Reicht der Strich nicht aus, um Grad 1 zu erreichen, halten Sie ein Sinus-Zeichen an die Narbe und beobachten wieder den Ausschlag. Malen Sie das Sinus-Zeichen in der Richtung auf die Narbe, dass Sie wiederum Grad 1 erreichen. Bei längeren Narben kann es nötig sein, mehrere einzelne Striche an verschiedenen getesteten Stellen zu zeichnen.

Innere Narben oder den Dammschnitt können Sie auf die gewohnte Weise per Wasserübertragung harmonisieren. Nutzen Sie dazu jetzt wieder die Symbole, die die Rute anzeigt (also bei Grad 6 1-Strich-Sinus usw.).

Code 10

Erfahrungsbericht: Schilddrüsenknoten und große Brandnarbe am Hals

Die Vorgeschichte: Frau H., 40 Jahre, ging wegen schmerzender Hämorrhoiden zum Arzt; dieser wollte sofort einen OP-Termin vereinbaren und die Hämorrhoiden entfernen. Sie erzählte, dass ihr im Jahr 2000 ein Weisheitszahn gezogen worden war und sie in der Folgezeit eine Schilddrüsenunterfunktion und danach eine -überfunktion entwickelte. Es wurden warme Knoten festgestellt, die Patientin nahm Jodtabletten bis 2003, hatte diese aber dann abgesetzt, weil sie nichts änderten und es ihr insgesamt nicht gut ging. Seit dem Absetzen der Jodtabletten hatte sie Durchfall. Sie war mit der Behandlung unzufrieden, fühlte sich unwohl, die Ärzte konnten das Hin und Her der Schilddrüse nicht interpretieren und sagten ihr nicht, ob die Knoten aktiv sind oder nicht. Sie rieten ihr, sie sollte die Knoten „vorsorglich" operieren lassen.

Im Alter von einem Jahr wurde bei Frau H. ein Blutschwamm im Hals-Brust-Bereich entfernt, danach vergaß man sie unter dem Bestrahlungsgerät. Seitdem hatte sie eine ca. 15 x 15 cm große Verbrennungsnarbe mit dicken Wülsten, unter denen sie vor allem in der Pubertät stark gelitten hatte. Auch konnte sie deshalb den Kopf nicht nach hinten beugen. Mit ihren Eltern hatte sie Kummer.

Frau H. erhielt mehrere Behandlungstermine. Zunächst stabilisierte ich sie durch die Energie-Balance und entstörte die Narbe am Hals per Zeichenaufmalen und Wasserübertragung: „Narbe Brust" mit 2-Strich-Sinus. Der Psychomeridian zeigte eine Belastung zum Vater an. Wir schrieben einen Zettel „Beziehung zum Vater" mit Zeichen darauf, den sie öfter anschauen sollte. Zudem verordnete ich ihr ein homöopathisches Mittel, das ich vorher austestete.

Beim nächsten Nachtesten hatte sich der Status der Energie-Balance positiv verändert, auch die große Narbe war um zwei Grade besser geworden. Aufgrund der Amalgam-Belastung, die sich an den Meridianpunkten bei der Energie-Balance zeigten, machte ich nun mit der Patientin eine Quecksilberausleitung und testete ihr die genaue Dosierung von Chlorella-Algen, einem Lebermittel, und Goldrute für die Nieren aus. Zudem erhielt sie die Baumessenz Stieleiche.

Einige Zeit später traten Heilreaktionen ein, die mir Frau H. am Telefon mitteilte. Als erste Reaktion verschwanden die Hämorrhoiden (die ja wegoperiert werden sollten!). Zwei Wochen zuvor platzte die Narbe am Hals auf, es blutete dünnflüssig. An den Stellen, an denen das Bluten aufhörte, kam jedoch neue rosa Babyhaut zum Vorschein. Frau H. konnte jetzt das erste Mal seit der Pubertät den Hals wieder nach hinten beugen, ohne Schmerzen und Ziehen.

Folgebehandlung: Die Patientin schwitzte in der Nacht, die Augen waren geschwollen, sie hatte das Gefühl, der Hals würde dicker, hatte aber keine Knoten mehr, hustete nachts, hatte das Gefühl, es käme von den Blutdruck-Tabletten, die sie nahm. Psychisch ging es ihr sehr gut. Frau H. bemerkte, dass es ihr besser gegangen war, als sie die Ausleitungsmittel genommen hatte. Daraufhin testeten wir den Einnahmezeitraum der Ausleitungsmittel nach, zwei davon sollte sie noch weiterhin einnehmen. Die Blutdrucktabletten schlichen wir mit stufenweisem Ersatz durch die Wasserübertragung allmählich aus.

Einen Monat später machte Frau H. eine Kontrolluntersuchung bei ihrem Arzt: Ihre Schilddrüsenwerte waren völlig normal, die Knoten verschwunden. Sie war sehr dankbar.

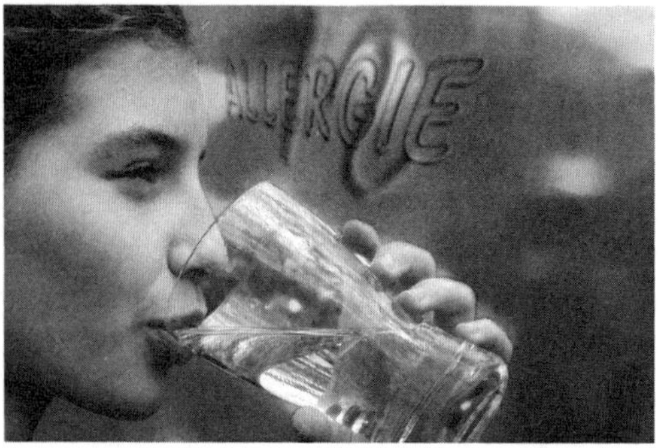

Krankheiten umschreiben: Wasserübertragung in der Praxis

„Umschreiben“ von Krankheiten oder Befindlichkeitsstörungen bedeutet, dass unverträgliche Schwingungen (Frequenzen), die von außen (z. B. Pollen, Umweltbelastungen) oder von innen (Emotionen, Gedanken) auf uns eintreffen, harmonisiert werden.

Diejenigen Zellen, die vielleicht schon über lange Zeit hinweg ungesunde Informationen gespeichert hatten und nach dieser Matrix (Vorlage) bis jetzt alle neuen Zellen produzierten, werden auf diesem Weg wieder an ihre ursprünglich gesunde Information erinnert. Diese Erinnerung wird am besten geweckt, indem wir die gewünschte neue Information auf Wasser speichern bzw. die alte unverträgliche Information „löschen“.

Wie können Sie nun ganz konkret eine heilende Information auf Wasser übertragen? Die Information, die auf das Wasser übertragen werden soll, halten Sie in der linken Hand (Linkshänder in der rechten). Angenommen, Sie haben eine Haselpollenallergie im Energiekreis mit Grad 6 festgestellt. Sie schreiben „Haselpollen“ auf ein Blatt Papier und malen das Symbol „1-Strich-Sinus“ mit einem dicken Stift darüber. Nehmen Sie nun ein mit Wasser gefülltes Glas (ohne Aufdruck, kein Plastik) in die andere Hand. Das Wasser sollte möglichst ohne Kohlensäure sein.

Betrachten Sie nun die Information auf Ihrem Zettel ca. 3 Minuten lang, die Sie auf das Wasser übertragen wollen. Stellen Sie sich dabei vor, wie die Information durch Ihren Körper in Richtung des Wasserglases fließt. Bleiben Sie dabei ganz entspannt, Sie müssen sich nicht übermäßig konzentrieren, lassen Sie einfach die Energie von links nach rechts fließen. Die linke Hand nimmt die Energie auf, die rechte Hand gibt sie ans Wasser ab (bei Linkshändern entsprechend umgekehrt).

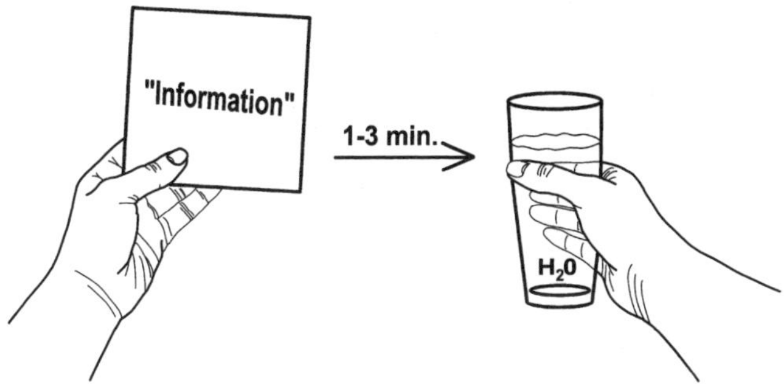

Die Information wird über das Auge, über die Sinnes- und Nervenzellen und über das Chakra (energetischer Knotenpunkt) der Handfläche aufgenommen und ans Wasser weitergegeben. Nach 3 Minuten können Sie sicher sein, dass die Übertragung abgeschlossen ist und das Wasser genügend Information aufgenommen hat. Trinken Sie nun das Wasser in Ihrem eigenen Tempo. Jetzt wird die Information an die Zellen des Körpers weitergeleitet. Mit dieser „Links-Rechts-Methode" können Sie eins zu eins alle Informationen übertragen, die Ihrem Organismus einen positiven Impuls geben, neben stofflichen Substanzen z. B. auch Farben oder Töne.

Code 14

Erfahrungsbericht: ADHS

Die Vorgeschichte: Robert, geb. 1993, war ein Wunschkind. Während der Schwangerschaft hatte die Mutter zwei Infektionen, vorzeitige Wehen traten ein. Das Kind schlief tagsüber ca. 1-2 Std. in Folge, nachts 2-3 Std., die körperliche Entwicklung war etwas verzögert. Als Baby hatte Robert einen Hakenfuß, mit sechs Monaten stürzte der Junge über eine Steintreppe, schlief anschließend tief, zeigte keine Auffälligkeiten nach dem Sturz. Beim Kindergarteneintritt mit 3 ¾ Jahren, zusammen mit seiner Schwester, litt er sehr unter der Trennung von der Mutter, weinte viel (wurde von der Mutter 3 Jahre lang gestillt). Die Einschulung mit 6 ¾ Jahren war ebenfalls schwierig: Robert interessierte sich für alles andere als die Schule. Im Herbst 2001 hatte er nachts Atemnot, daraufhin wurde eine Haussanierung vorgenommen, außerdem erhielt er kortisonhaltige Medikamente. Im Jahr 2002/2003 bestätigte ein Test ADHS (Aufmerksamkeitsdefizitsyndrom), das so genannte

Zappelphilipp-Syndrom, und der Junge erhielt täglich 2 x ½ Tablette mit dem Wirkstoff Ritalin. In den Ferien wurde das Medikament abgesetzt. Robert war daraufhin sehr unkonzentriert. Im Oktober 2003 wurde die Dosis auf täglich 3 x ½ Tablette erhöht. Seit der Medikamenteneinnahme hatte der Junge kein Asthma mehr. Er bekam zudem regelmäßig osteopathische Anwendungen.

Im April 2004 kam die Mutter mit Robert in meine Praxis. Wir machten zunächst die Energie-Balance, außerdem bearbeiteten wir mit der Wasserübertragung das schwierige Abstillen und das Loslassen von der Mutter. Ich testete aus, dass wir die Ritalingabe an zwei Tagen in der Woche über die kommenden fünf Wochen „ersetzen" könnten. Dies geschah mittels Informationsübertragung auf Globuli und Wasser – auf diese Trägersubstanzen wurde die Information „Ritalin" mit den entsprechend ausgetesteten Strichcodes übertragen. Zwei homöopathische Mittel testeten außerdem gut und wurden dem Patienten zusätzlich verabreicht.

Beim nächsten Termin wurde getestet, dass Ritalin an drei Tagen auf die oben genannte Art und Weise ersetzt werden konnte. Ich machte wieder die Energie-Balance und begann mit einer Schwermetallausleitung mit Chlorella-Algen, Goldrute und Koriander, Bärlauch und Mariendistel. Der Begriff „ADHS-Kind-Robert" testete mit einer großen Störung und wurde mittels Wasserübertragung ausgeleitet. Robert ging es gut, er berichtete, dass er sich besser fühlte als mit Ritalin. Er war sehr motiviert, alles ganz richtig zu machen, hielt die Anweisungen alle korrekt ein und zeigte keine Auffälligkeiten.

Im August 2004 telefonierte ich mit der Mutter. Robert ging es nach wie vor gut, das Zeugnis war im Mittelbereich, er hatte sich schulisch nicht verschlechtert und wir konnten Ritalin an weiteren Tagen „ersetzen".

Mitte September wurde getestet, dass nun auch der sechste und siebte Tag der Medikamenteneinnahme von Ritalin durch die Informationsübertragung „ersetzt" werden konnte. Robert nahm nun ausschließlich in Form von informiertem Wasser und Globuli die Medikamenteninformation auf. Es ging ihm hervorragend, die Übelkeit und die Magenschmerzen, die er während der Ritalineinnahme ständig hatte, waren vollkommen verschwunden.

Zuletzt führten wir noch eine Allergietestung durch und fanden Weizenkeimöl, Benzoate, Tricalciumorthophosphat (E 341 c) und Aluminium. Alle Allergene testeten mit einer Störung, und wir leiteten sie mittels Wasserübertragung aus.

Es ist noch zu bemerken, dass Aluminium unruhig macht, Konzentrationsstörungen verursacht und vom Beschwerdebild her Alzheimer ähnelt. Meiner Meinung nach heißt es bei den Erwachsenen Alzheimer, bei den Kindern Konzentrationsstörung. Zu unserer großen Freude geht es Robert nach wie vor anhaltend gut.

Kombination „Wasserkraft“ und Symbole

Erich Körbler hat zur Informationsübertragung auf Wasser und auf andere Trägermaterialien sehr viele Experimente durchgeführt (siehe Raum & Zeit Spezial 3, Ehlers Verlag) und die Ergebnisse dankenswerterweise wiederholt der Öffentlichkeit vorgestellt und gut nachvollziehbar dargelegt.

Insbesondere die Kopplung von Strich-Sinus-Kombinationen mit der Kraft des Wassers macht es möglich, eine für den Organismus unverträgliche Information in eine verträgliche umzuwandeln („umzuschreiben“). Die Zeichen, die wir hier speziell einsetzen wollen, sind Sinus, Strich-Sinus und 2-Strich-Sinus.

Mit dieser Methode können negative Einflüsse bzw. unverträgliche Schwingungen „umprogrammiert“ werden, z. B. Allergien, Nahrungsmittelunverträglichkeiten oder Elektrosmogbelastung. Auch schädliche Blutpilze und giftige Substanzen wie Quecksilber, Amalgam usw. können ausgeleitet werden. Und selbst festgefahrene Glaubenssätze und Verhaltensmuster können durch eine Umprogrammierung einen heilsamen Impuls erhalten.

Beispiel: Sie vermuten eine Unverträglichkeit auf Milch, weil Sie auf Milchprodukte mit Bauchweh oder Durchfall reagieren. Stellen Sie sich den Energiekreis vor und fragen Sie: „Wie vertrage ich Milch?“ Warten Sie den Ausschlag ab. Angenommen, Sie erhalten als Rutenausschlag Grad 7, also einen linksdrehenden Kreis. Schreiben Sie nun auf ein Blatt Papier das Wort „Milch“ und malen Sie mit einem dicken Stift 2-Strich-Sinus darüber, das harmonisierende Symbol für Grad 7.

Nehmen Sie jetzt ein Glas Wasser in die rechte Hand. Halten Sie das Blatt in der linken Hand und betrachten Sie es. Stellen Sie sich vor, wie die Information („Milch“ plus 2-Strich-Sinus) über Ihren Körper ins Wasser fließt und dort vom Wasser aufgenommen wird. Dieser Vorgang dauert ungefähr 3 Minuten. Dann ist die Informationsübertragung abgeschlossen. Trinken Sie das Wasser in Ihrer eigenen Geschwindigkeit.

Wichtig: Fragen Sie anschließend, wie oft Sie diese „Wasserübertragung“ wiederholen sollen, denn nur durch Wiederholung wird ein stabiler Zustand erreicht.

Bei Ausleitungen von Allergien, Nahrungsmittelunverträglichkeiten, Schwermetallbelastungen oder auch psychischen Themen mit Hilfe der Wasserübertragung müssen die Grade der Belastung erst Schritt für Schritt „abgebaut" werden. Das bedeutet, einer Wasserübertragung mit 2-Strich-Sinus oder 1-Strich-Sinus müssen meist noch Ausleitungen zum gleichen Thema mit dem jeweils niedrigeren Symbol folgen.

Fragen Sie deshalb nach dem Ende der Ausleitungszeit mit dem ersten Umkehrsymbol (z. B. 2-Strich-Sinus) nach, ob noch ein anderes Zeichen notwendig ist (z. B. dann Strich-Sinus), um die Unverträglichkeit auszugleichen. Fragen Sie auch jetzt wieder nach der Dauer der Wasserübertragung. Die Erfahrung zeigt, dass meist nach der Übertragung des Themas mit einem Sinuszeichen der erwünschte Schwingungsausgleich hergestellt ist.

Code 2

Erfahrungsbericht: Asthma

Emma, ein 15-jähriges Mädchen, kam mit asthmatischen Beschwerden in die Praxis. Sie lebte mit ihren Eltern und der zwei Jahre älteren Schwester, hatte ein gutes harmonisches Verhältnis zu ihrer Familie und, wie in diesem Alter üblich, immer wieder mal Zoff mit der Schwester. Der Vater war in Vollzeit berufstätig, die Mutter in Teilzeit. Zum Haushalt gehörte auch eine Katze. Emma besuchte die 9. Klasse und war eine gute Schülerin. In ihrer Freizeit voltigierte sie in einer Reithalle. Mir begegnete eine zurückhaltende, stille Person. Auf Nachfragen antwortete sie aber freimütig und konnte auch über ihre Gefühle und Beschwerden sprechen. Emma war ihrem Alter entsprechend körperlich normal entwickelt, wirkte etwas pummelig. Emma reagierte besonders bei Kontakt mit Hunden, aber auch mit ihrer Katze, sie mochte das Tier aber nicht hergeben. Wenn es in der Reithalle beim Voltigieren besonders staubte, hatte sie das Gefühl, dass der Hals zuschwoll: Sie bekam dann Atemnot und musste deshalb manchmal die Reitstunde abbrechen. Die Beschwerden traten ebenso auf, wenn sie sich körperlich anstrengte, wie zum Beispiel im Sportunterricht, dann half ihr das vom Arzt verordnete Asthmaspray.

Die erste Testung ergab eine Unverträglichkeit von Kuhmilchprodukten, außer Butter. Zur Energie-Balance wurden verschiedene Stellen am Körper bemalt. Über dem Psychomeridian wurden das 7. Lebensjahr und der 1. Schultag als belastend ausgetestet.

Emotionales Thema: Loslassen. Hausaufgabe: Ein Bild malen mit folgenden Inhalten: Kuhmilchprodukte, Asthma, 1. Schultag – Loslassen, dazu der entsprechende Strichcode als Umkehrinformation. Danach erfolgten mit dem Bild Informationsübertragungen auf Wasser.

Beim nächsten Termin berichtete Emma, dass sie die Kuhmilchprodukte wegließ, es ihr am Anfang aber sehr schwer gefallen war, vor allem bei der Schokolade. Sie fühlte sich jedoch besser, das Atmen fiel ihr leichter, nur bei Anstrengungen waren die Beschwerden noch gleich. Wieder machte ich die Energie-Balance und Emma malte ein weiteres Bild, auf das ein Zeichen zur Informationsübertragung aufgebracht wurde. Diesmal fanden wir beim Austesten über der rechten Hirnhälfte und dem Aussprechen der Worte „Hund, Hund, Hund" keine Reaktion mehr, aber bei den Worten „Katze, Katze, Katze" zeigte die Rute eine Störung.

Emma führte die individuell ausgetesteten Informationsübertragungen über mehrere Wochen weiter pünktlich durch und fühlte jedes Mal schon während des Prozesses eine Erleichterung. Die Atmung war insgesamt tiefer und leichter geworden, aber es traten noch immer vermehrte Beschwerden bei körperlichen Belastungen auf, sodass Emma immer nur teilweise am Sportunterricht teilnehmen konnte. Nun konnte sie auch ihre Katze auf dem Arm haben, ohne körperliche Reaktionen zu zeigen.

Beim nächsten Termin sollte die Informationsübertragung nicht mehr mit dem Bild, sondern mit Glaubenssätzen erfolgen, des Weiteren testete ich einige Schüsslersalze für Emma aus.

Bei den nächsten Terminen wurden weitere Glaubenssätze ausgetestet und umgeschrieben.

Inzwischen merkte Emma ihre Atembeschwerden nur noch, wenn es schwül-warm war und wenn sie sich extrem anstrengte, das Kortisonspray kam nur noch sehr selten zum Einsatz.

Nach einer letzten Informationsübertragung mit dem Thema: Frustration (der Freund hatte sich von ihr getrennt), war die Behandlung beendet.

Heute begegnet mir ein schlankes, fröhliches junges Mädchen, das sich wieder neu verliebt hat. Sie nascht nun wenig, achtet auf ihre Ernährung, dadurch hat sich auch ihre Figur positiv verändert. Emma hat inzwischen keine asthmatischen Beschwerden mehr. Auch bei Belastungen kann sie gut durchatmen. Das Voltigieren macht ihr immer noch sehr viel Spaß. Die Katze nimmt sie auch gern auf den Schoß – ohne Reaktionen. Sie ist ein fröhliches, aktives Mädchen, das sich als vollwertiger Teil der Familie und ihrer Schul- und Freizeitgemeinschaften empfindet. Sie hat zu einer neuen Lebensqualität gefunden.

„Y" zur Stabilisierung nach der Umschreibung

Wichtig ist, dass Sie die Wasserübertragung so oft und regelmäßig wiederholen, wie Sie mit der Rute abgefragt haben, damit ein stabiler Zustand erreicht werden kann. Nach dem Ausleitungszeitraum wird die Rute irgendwann beim Test von „Milch“ (um bei unserem Beispiel zu bleiben) „in Ordnung“, also Grad 1, anzeigen. Jetzt nutzen wir das Symbol „Y“, um diesen ausgeglichenen Zustand zu stabilisieren, quasi als Signal: „Es ist jetzt gut.“ Schreiben Sie sich also erneut einen letzten Zettel „Milch“. Malen Sie ein großes Y darüber und machen Sie erneut die Wasserübertragung mit Hilfe des Links-Rechts-Effektes. Testen Sie wiederum, wie oft Sie diesen Vorgang wiederholen sollen (meist 1–2 Tage). Erst jetzt ist der Ausleitungsvorgang „Unverträglichkeit von Milch“ beendet.

Die ausgetestete Zeit für die Einnahme des informierten Heilwassers kann sehr stark variieren, von „wenigen Tagen“ bis „täglich mehrere Male“ über Wochen. Den gesamten Ausleitungszeitraum schreibt man am besten wie ein Rezept auf einen Zettel. Das sieht dann zum Beispiel bei der Unverträglichkeit von Milch so aus:

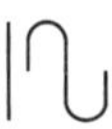 plus „Milch“: 2 x täglich über 5 Tage

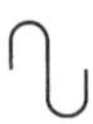 plus „Milch“: 1 x täglich über 2 Tage

 plus „Milch“: 1 x täglich über 1 Tag

---

Wichtig: Nicht zu viel auf einmal!

Wir empfehlen, nicht mehr als zwei bis drei Informationen gleichzeitig zu übertragen. Denn das bioenergetische System braucht Zeit, um Blockaden nach und nach abzubauen, und allzu viel auf einmal ist ungesund, es würde den Organismus überfordern. Fragen Sie dies im Zweifelsfall ab.

Auch wenn dieser Vorgang sehr einfach ist und sich nur mit einer Folge von Wasserübertragungen tatsächlich z. B. Lebensmittelunverträglichkeiten löschen lassen, kann es sein, dass es nach einer Zeit der Besserung wieder zu Rückfällen kommt. Dann ist das Thema – z. B. die Allergie – mit einem zugrunde liegenden psychischen Thema gekoppelt, nach dem geforscht werden muss. Näheres dazu siehe im Kapitel „Psychomeridian“.

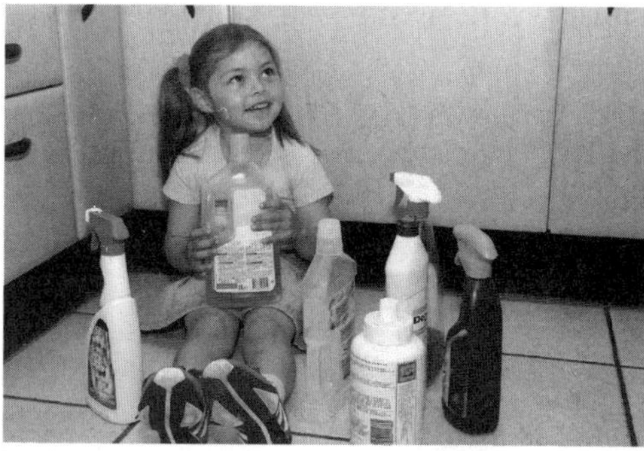

Amalgam und Gifte ausleiten

Die Methoden der Informationsmedizin eignen sich vorzüglich dazu, den Körper dabei zu unterstützen, Gifte auszuleiten und auszuscheiden. Testet der Amalgam-Punkt Dickdarm 19 unter dem rechten Nasenloch bei der Energie-Balance negativ, wird er zunächst als „Erste-Hilfe-Maßnahme" direkt an Ort und Stelle mit dem getesteten Umkehrzeichen bemalt. Damit ist ein erster Energieausgleich gemacht, die Gifte sind aber natürlich noch nicht aus dem Organismus entfernt. Anschließend kann der Therapeut, z. B. anhand von Testlisten oder mittels spezieller Schwermetalltestsätze, die schädlichen Umweltgifte als Krankheitsverursacher ermitteln. Dies können belastende Stoffe aus Wohnräumen, Farben, Abgasen, Kleiderfarben, Impfungen, Narkosen, Medikamenten u. v. a. m. sein. Nach dieser Testung weiß der Patient, welche Stoffe er in Zukunft meiden sollte; parallel dazu kann mit der Ausleitung begonnen werden.

Neben Aluminium, Kadmium, Nitrit und Formaldehyd, um nur ein paar wenige Umwelttoxine zu nennen, stehen gesundheitliche Probleme sehr häufig in Zusammenhang mit dem Schwermetall Amalgam, das als Füllung für Zähne immer noch Verwendung findet. Amalgam enthält neben Silber auch Kupfer, Zinn und zu rund 50 % Quecksilber. Quecksilberanteile werden zudem auch durch manche Impfungen (evtl. bei Schutzimpfungen für Fernreisende) in den Körper eingebracht.

Von offiziellen Stellen gibt es bis heute keine Warnung vor einer Gesundheitsgefährdung. Das Bundesgesundheitsministerium empfiehlt lediglich bei Schwangeren, Kindern und Nierengeschädigten auf die Verwendung von Amalgam zu verzichten. Unbestritten ist jedoch, dass gerade Menschen, die mehrere verschiedene Metalle als Zahnfüllungen haben (z. B. Goldlegierungen, Amalgam, Silber), erhöhte Quecksilberwerte aufweisen, da durch die im Mund stattfindende Elektrolyse Quecksilber gelöst werden kann und so in den Körper gelangt. Dort lagert sich Quecksilber vor allem im Fettgewebe ab. Das erklärt seine neurotoxischen Wirkungen, denn auch das Nervengewebe ist von Fett umgeben – das Gehirn besteht zu 60 % aus Fettgewebe. Quecksilber kann sich aber auch in Organen anreichern und so zu Störungen und Erkrankungen führen. Amalgambelastungen können außerdem Lebensmittelallergien auslösen oder ein Milieu begünstigen, in dem sich eine Überzahl von Blut- oder Darmpilzen (z. B. Candida albicans) wohl fühlt.

Reinigen und Entgiften als „Mutter aller Therapien"

Stellen Sie mit dem Tensor, z. B. während Sie die Energie-Balance durchführen, eine Amalgambelastung und gleichzeitig eine Allergie fest, sollten Sie immer zuerst die Amalgamausleitung durchführen – denn oft wird schon durch diese Maßnahme allein die Allergie gebessert. Bei der Ausleitung von Giften hat Amalgam eine Art Sonderstellung, da es aus dem Körper nur in gebundener Form gelöst werden kann. Die Schulmedizin verwendet dazu bei chronischen wie akuten Quecksilbervergiftungen die „Chelatbildner" DMPS und DMSA, die mit Quecksilber wasserlösliche Komplexe bilden, die schließlich über Urin oder Stuhl ausgeschieden werden.

Über diese Eigenschaften verfügt auch die natürliche Chlorella-Alge. Diese Süßwasseralge findet in der Praxisorientierten Neuen Homöopathie (PraNeoHom®) als begleitendes Mittel zur energetischen Ausleitung mit Symbolen Verwendung, da sie die Fähigkeit hat, Amalgam bzw. Quecksilber zu binden, das dann über Leber und Niere ausgeschieden werden kann. Leber und Niere werden bei dieser Art der Ausleitung mit pflanzlichen Mitteln zusätzlich unterstützt, etwa durch Goldrute, Bärlauch und bestimmte Bittermittel für die Leber. Die Kombination „Ausleitung mit Symbolen plus pflanzliche Unterstützung mit Drainagemitteln" (Drainage = Ausleitung) hat sich in der Praxis sehr bewährt.

Code 1

Erfahrungsbericht: Heuschnupfen

Peter, Jahrgang 1961, kam im April 2002 in meine Praxis und berichtete, dass er seit 30 Jahren unter einer starken Pollenallergie leide. Sowohl Hyposensibilisierung wie auch klassische Homöopathie, Bioresonanztherapie und Craniosacrale Therapie hatten bisher keinen Erfolg gezeigt. Ein Bild des Jammers stand vor mir: Seine Augen tränten, die Nase lief, der Kopf schmerzte und die Bronchien waren verschleimt. Wenn nichts mehr half, nahm er Kortison. Die Erkrankung trat erstmals mit 10 Jahren auf, als er bei der Heuernte mithalf. Peter war ein aufgeschlossener Mann und offen für diese Heilmethode.

Zuerst gab ich dem Körper mittels Energie-Balance einen Heilimpuls. Anhand des Psychomeridians fand ich mit der Rute heraus, in welchem Lebensjahr die Ursache für die Erkrankung lag. Es wurde angezeigt, dass ein Geburtstrauma vorlag. Daraufhin leitete ich mittels geometrischer Zeichen und Informationsübertragung auf Wasser die folgende Umprogrammierung an: „Geburtstrauma Pollenallergie Gräser". Nach einigen Tagen berichtete der Patient von einer erstaunlichen Besserung: Er konnte zum ersten Mal im Garten sein – ohne tränende Augen und laufende Nase.

Bei den nächsten Behandlungen wurden maßgeschneidert auf Peter weitere Allergien umgeschrieben: „Pollenallergie Getreide" und „Pollenallergie Frühblütler".

Zwei Monate nach Beginn der Behandlungen tauchte der Heuschnupfen nur noch täglich zehn Minuten lang auf. Durch weitere Behandlungen lösten wir spezielle Allergene auf, wie z. B. „Pappel, Haselstrauch", „Moskitos", „Katzenhaare".

Zwei Monate später kam Peter mit einem grippalen Infekt in meine Praxis. Über den Psychomeridian entdeckten wir ein Beziehungstrauma aus dem 20. Lebensjahr als Ursache. Auf Befragen sagte Peter, er hatte damals sprichwörtlich „die Nase voll". Wir schrieben folgende Information auf Wasser um: „20. Lebensjahr, Beziehung, grippaler Infekt" mit entsprechenden geometrischen Zeichen.

Zwei Jahre lang hörte ich nichts mehr von ihm, dann kam er erneut in meine Praxis. In den letzten zwei Jahren ging es ihm sehr gut, doch jetzt waren die Allergien wieder zurückgekommen. Bei der Energie-Balance stellte ich eine Amalgam- und Quecksilberbelastung fest. Auf Befragen sagte der Patient, es seien sechs Amalgamplomben vor 12 Jahren entfernt worden, ohne dass eine Ausleitung vorgenommen worden war. Diese Amalgambelastung hatte sich vor zwei Jahren nicht gezeigt, da das Amalgam damals noch im Nervensystem eingekapselt und deshalb noch nicht testbar war.

Die Amalgamausleitung für Peter bestand aus der Information: „Amalgam, Quecksilber" mit den getesteten Zeichen und der Einnahme von unterstützenden Substanzen: Chlorella-Algen, Bärlauchtinktur, Löwenzahn- und

Goldrutenextrakt. Durch Zufuhr von Koriander in der Nahrung kann sich Amalgam lösen und dann sichtbar werden, wenn es im Bindegewebe ist. Deshalb haben wir, sobald das Amalgam im Bindegewebe mit der Rute nicht mehr anzeigte (bei Peter nach ca. drei Wochen) durch Zugabe von Korianderextrakt neues intrazelluläres Amalgam aus dem Nervensystem mobilisiert und weiter ausgeleitet. Auch wurde dabei Aluminium ausgeleitet, was kurzzeitig zu Magenbeschwerden und Kopfschmerzen, langfristig aber zu einer erheblichen Verbesserung des Allgemeinbefindens führte.

Nach der Ausleitung zeigte sich jedoch noch eine Belastung durch eine frühere Impfung „Polio, Tetanus", die psychische Belastung der ersten Heuschnupfenattacke vor 30 Jahren und weitere Allergene, die allesamt umgeschrieben wurden: Eiche, Birke, Rose, Ginster, Löwenmaul und Zinnie. Mitte August 2004 waren alle Allergien mit den dazugehörigen Symptomen verschwunden. Ich entließ den Patienten beschwerdefrei.

Code 4

Erfahrungsbericht: Sinusitis (Nasennebenhöhlenentzündung)

Klara war 61 Jahre alt, verheiratet und hatte eine 22-jährige Tochter. Sie lebte seit vier Jahren in den meisten Monaten getrennt von ihrer Familie in einem kleinen Haus auf dem Land. Ein „nervöser Darm" mit Neigung zur Diarrhoe begleitete sie seit ihren Kindertagen. Im Erwachsenenalter folgten Allergien, insbesondere Heuschnupfen (Haselnuss, Birke, Beifuß) mit den typischen Symptomen an Augen und Nase bis hin zu Asthma. Vor ca.10 Jahren wurde eine Pilzbelastung des Darms festgestellt, es folgten Darmsanierung und Sanierung der Zähne. Die Gallenblase wurde 1973 aufgrund von Gallensteinen operativ entfernt. Einige Nahrungsmittel wie Milch, Sellerie, Steinobst, Haselnüsse und Kohl waren unverträglich. Pseudoallergische Reaktionen erfolgten insbesondere auf Nahrungsmittelzusätze, Farben, Lacke und Putzmittel. Als Symptome zeigten sich Sinusitis, Bronchitis, Hautaffektionen, Bindehautentzündung und damit einhergehend Abgeschlagenheit und Kraftlosigkeit.

Klara hatte gelernt, die Symptome ihres Körpers und deren Botschaft zu schätzen, und hatte schon so manche Dinge in ihrem Leben verändert. Allerdings lebte sie mit der Erfahrung und dem daraus resultierenden Bewusstsein, dass sämtliche Heilungsprozesse bei ihr lange Zeit in Anspruch nehmen.

Nun kam sie sehr erschöpft mit einer akuten Sinusitis in die Praxis und fragte sich, wo sie diese wohl wieder „aufgeschnappt" hätte.

Zu Beginn der Behandlung machten wir die „Energie-Balance". Besonders auffällig testeten die Punkte des Dickdarms und der Leber, sie wurden in der ausgetesteten Farbe Grün mit dem entsprechenden Strichcode bemalt.

Ein Gespräch über mögliche Ursachen der Symptomatik legte die Vermutung nahe, dass die Farbausdünstungen vom neuen Deckenanstrich der Werkstatt beteiligt waren. Dies bestätigte sich im Testverfahren: „Deckenanstrich Werkstatt" testete mit einer Störung. Ich testete Dosis und Dauer der Wasserübertragung aus. Die Symptome verbesserten sich in den ersten 6 Tagen sehr stark und waren mit Abschluss der Wasserübertragung ganz verschwunden.

Klara glaubte anfänglich nicht an ihre Fähigkeit, die gewünschte Information auf Wasser übertragen zu können, und dass dies dann auch bei ihr so schnell wirken könnte. Deshalb hatte sie nicht sofort mit der Therapie begonnen. Einen Tag später hatte sie aber einen Traum, an den sie sich erinnerte: „Ich sollte im Traum einen Aufsatz über die Bedeutung von Wasser schreiben. Ich zögerte, traute es mir nicht zu, mein Lehrer jedoch bestärkte mich in meinem Können. Ich schrieb, wie wichtig Wasser für uns Menschen ist und dass die Erde der blaue Planet heißt, weil er aus so großen Wasserflächen besteht. Wasser trägt Schiffe, es leitet die Energie weiter, Wasser hilft, unser Blut in jede Zelle zu bringen, wir können eine Weile ohne Essen leben, aber nicht ohne Wasser und Luft." Am nächsten Morgen begann Klara mit der erfolgreichen Wasserübertragung.

Die Ausleitung von Schwermetall in der Praxis

Im Folgenden stellen wir Ihnen am Beispiel einer Quecksilberbelastung dar, wie eine Ausleitung konkret aussehen könnte:

1. Testen Sie mit dem Tensor, wie stark die Belastung ist. Dabei sprechen Sie oder der Patient das Wort „Quecksilber".

2. Schreiben Sie das Wort „Quecksilber" auf einen Zettel und malen Sie das Umkehrzeichen (z. B. für Grad 7 = ‖∩∪) darüber.

3. Testen Sie anschließend, welche pflanzlichen Mittel Sie eventuell zusätzlich brauchen:

- Chlorella-Alge: Wie viel Stück, wie lange?
- Drainagemittel für die Niere (z. B. Solidago-Tropfen): Wie viele Tropfen, wie oft (ein oder zweimal täglich), wie lange?
- Drainagemittel für die Leber (z. B. Herbanest): Wie viele Tropfen/Teelöffel, wie oft, wie lange?

Insbesondere beim Einsatz der Chlorella-Alge ist bei der individuellen Dosierung eine Bandbreite von 5–100 Stück täglich durchaus möglich und häufig auch notwendig, um die durch die energetische Arbeit mit den Symbolen freigesetzten Gifte im Körper binden zu können.

Mehrere Firmen bieten spezielle Testsätze mit phytotherapeutischen Ausleitungsmitteln an. Bitte erkundigen Sie sich (z. B. über das Internet) direkt bei den Firmen oder bei Ihrem Arzt oder Heilpraktiker.

Häufig kommt es in der Praxis vor, dass nach der Amalgamausleitung ein „Zwiebelschaleneffekt" auftritt: Nach der Ausleitung eines Schwermetalls bzw. Giftstoffes zeigen sich eventuell weitere bestehende Toxinbelastungen, die dann Schritt für Schritt mit Hilfe von Heilsymbolen und Drainagemitteln individuell auszuleiten sind.

Teil III: Erweiterter Schwingungsausgleich

Der Psychomeridian

Für viele Therapeuten der verschiedenen Richtungen der Neuen Homöopathie zählt die Arbeit mit dem Psychomeridian zu einem der wichtigsten Aspekte im Heilungsgeschehen, denn nach den Theorien einer ganzheitlichen Medizin liegen Erkrankungen immer auch psychische Ursachen zugrunde. Zeigt die Selbstwiederholung am Kopf keinen Ausgleich an, obwohl die Energie-Balance durchgeführt und sonstige Störfelder durch Elektrosmog, im Zahnbereich, bei Narben, Brille etc. entstört wurden, verweist dies möglicherweise auf einen ungelösten seelischen Konflikt, der seinen Ursprung in einem vergangenen Lebensereignis hat.

Am Psychomeridian, der vom ersten Halswirbel auf der Mittellinie des Schädels bis zur Scheitelhöhe verläuft, lassen sich auf wunderbare Weise Zeitpunkt und Thema der psychischen Blockade austesten. Der Psychomeridian repräsentiert dabei eine Art Lebenslinie, die der Therapeut mit der Einhandrute, beginnend von der Gegenwart an der Schädelmitte bis hin zum ersten Halswirbel, dem Zeitpunkt der Geburt, durchtestet. Über diese „Lebenslinie" können wir Zugang zu gespeicherten Informationen vergangener Lebensereignisse an den Punkten erhalten, an denen die Einhandrute mit einer Störung reagiert. Zunächst wird aber immer diejenige Blockade bearbeitet, die zeitlich am nächsten liegt. Ist dieser Prozess abgeschlossen, kann weiter in die Vergangenheit zurückgegangen werden.

Beispiel: Um herauszufinden, in welchem Alter die Ursache der seelisch-geistigen Störung liegt, fahren Sie langsam mit dem Zeigefinger vom LG 20 am höchsten Scheitelpunkt des Kopfes in Richtung 1. Halswirbel (Grübchen, an dem der Kopf aufsitzt). Beobachten Sie den Ausschlag der Rute, die Sie in der anderen Hand halten. Denken Sie dabei an das Thema, das Sie abfragen wollen. Stoppen Sie an der Stelle, an der die Rute erstmals einen negativen Ausschlag zeigt und schätzen Sie das Alter. Wenn der Patient beispielsweise 44 Jahre alt ist (= höchster Schei-

telpunkt LG 20) und Sie ca. in der Mitte der Strecke einen Ausschlag von Grad 7 haben, liegt die Störung bei 22 Jahren. Häufig fällt dem Patienten selbst ein, was in diesem Alter passiert ist. Seine Reaktion kann dann von (u. U. heftigen) Emotionen begleitet sein, deshalb sollte diese Arbeit erfahrenen Therapeuten vorbehalten bleiben oder ein Seminarbesuch vorausgegangen sein.

Bei der Arbeit am Psychomeridian sollte der Therapeut dem Patienten stets die Möglichkeit geben, „anonym" zu bleiben: Er muss dem Behandler nicht mitteilen, welches Lebensereignis sich hinter der Störung verbirgt. Wichtig ist vielmehr, dass der Patient selbst einen gefühlsmäßigen Zugang zu diesem konfliktreichen Ereignis bekommt.

Nun wird weitergetestet, mit welchen Emotionen dieses Ereignis im Zusammenhang stand. Die Praxisorientierte Neue Homöopathie stützt sich hierbei auf die Zuordnung der Elementenlehre aus der Traditionellen Chinesischen Medizin, bei der jedem Element auch Emotionen zugeordnet werden, etwa Wut, Aggression, Trauer usw. Nachdem über den Psychomeridian das Alter, das Ereignis und die daran gekoppelten Gefühle herausgefunden wurden, kommen wiederum die Ausgleichszeichen zum Einsatz. So kann dann beispielsweise auf einem Zettel folgende Information geschrieben stehen: „22 Jahre, Abtreibung, Verlust, Schmerz." Darauf wird mit einem dicken Stift das entsprechende Umkehrzeichen gemalt. Anschließend wird ein informiertes Heilwasser für den Patienten hergestellt – mit homöopathischen Worten sozusagen sein eigenes Simillimum. So wie es im Kapitel über die Wasserübertragung beschrieben worden ist, werden anschließend die einzelnen Stufen und die Gesamtzeitdauer für die Schwingungsharmonisierung ausgetestet.

Code 7

Erfahrungsbericht: Angst- und Panikattacken

Im März 2005 kam Shakti, eine feine zarte junge Inderin, Jahrgang '74, von Beruf Körpertherapeutin, in meine Praxis, um ihre Panikattacken zu heilen. Sie litt darunter seit ihrem 6. Lebensjahr. Im Alter von 12 Jahren traute sie sich aus diesem Grund ein ganzes Jahr lang nicht aus dem Haus. Später musste sie in mehreren Fällen sexuellen Missbrauch über sich ergehen lassen. Shakti hatte Angst davor, Lebensmittel mit Schale zu essen, vor dem Fliegen und vor Wasser (Hydrophobie). Sie klagte zudem über Verstopfung, Lebensmittelunverträglichkeiten und Allergien und hat eine Schwermetallbelastung.

Oft werden Ängste somatisiert, sodass Menschen körperliche Symptome entwickeln, die aber nur indirekt mit dem Körper zu tun haben. Oftmals sind es auch Nahrungsmittelunverträglichkeiten, die ihr Leben stark einschränken. Der Weg hieraus ist primär die Heilung der Angst, der Ursache. Aus diesem Grund behob ich in vorliegendem Fall zuerst die seelische Belastung und wandte mich danach der körperlichen Gesundheit (Ausleitung der Schwermetallbelastung und der Lebensmittelunverträglichkeiten) zu.

Mit Hilfe der Energie-Balance testete ich mit der Rute aus, wo das Energiesystem in Dysbalance war und bemalte die entsprechenden Meridianpunkte mit geometrischen Zeichen. Danach ermittelte ich mit Hilfe des Psychomeridians, in welchem Lebensalter die Ursache für Shaktis Trauma lag.

Die Rute wies auf eine Belastung im 2. Lebensjahr hin. Shakti konnte sich zwar nicht mehr daran erinnern, was passiert war, aber wir konnten gemeinsam herausfinden, welche Grundgefühle mit dem Erlebnis zusammenhingen. Das Ermitteln und Akzeptieren der Grundgefühle erweist sich als gute Hilfe, um einem Trauma näher zu kommen, insbesondere wenn der auslösende Vorfall verdrängt oder vergessen wurde: Wir stießen auf Wut, Ablehnung und Panik. Wir erarbeiteten zusammen die Umschreibung des Traumas, die Shakti in den nächsten Wochen mittels Wasserübertragung anwendete. Zudem zeigte ich ihr, wie sie ihre Ängste, wenn sie auftraten, bewusst wahrnehmen konnte. Ich empfahl ihr, sie zu erlauben, sie sogar zu umarmen und willkommen zu heißen. Zur Unterstützung des Heilprozesses prägten wir Töne und Farben (Blau) auf einen Rosenquarz, den Shakti vier Wochen in ein Tuch gewickelt und um ihren Knöchel gebunden trug. Es war ihre Initiative, den Stein so bei sich zu tragen, ich empfehle meistens die Hosentasche. Zwei Monate später kam Shakti in meine Praxis. Ihre gesamte Ausstrahlung hatte sich ins Positive gewandelt. Sie berichtete mir, dass ihre Panikattacken vollständig verschwunden waren. Auch die damit verbundenen Probleme in ihrer Beziehung hatten sich gelöst. Angesichts der schwierigen Vergangenheit von Shakti erschien diese Veränderung wie ein Wunder, für das wir beide dankbar waren. Nun, da das Dringliche, die seelische Belastung, gelöst war, arbeiteten wir gemeinsam an der Reinigung des Zellsystems und der körperlichen Genesung. Mittels Umschreiben auf Wasser leiteten wir die Schwermetalle aus und behandelten die Lebensmittelunverträglichkeiten.

Shakti fühlte sich körperlich und seelisch wohler denn je und blickte von da an voller Zuversicht ins Leben. Der Fall Shakti ist Ausdruck für die wunderbaren Möglichkeiten dieser Methode, Menschen seelisch und körperlich zu helfen.

Die geometrischen Zeichen wirken nicht nur bei körperlichen Symptomen, sondern auf feinstofflicher Ebene natürlich auch bei psychischen. Durch die Umkehrinformation wird eine gestörte Energie, die Blockaden verursacht und eventuell manifeste Krankheiten ausgelöst hat, in eine harmonische Energie umgewandelt, die nicht krank, sondern in ihrem freien Fluss gesund macht. Energie, die wieder frei und ungehindert fließt, regt die Selbstheilungskräfte im Körper an. So können auch physisch manifeste Erkrankungen Heilung erfahren. Viele Patienten beschreiben die Arbeit am Psychomeridian für sich als „Durchbruchsitzung“, weil sie eine „Initialzündung“ im Genesungsprozess erleben.

Die Arbeit mit dem Psychomeridian hat sich besonders bewährt bei ungelösten psychischen Konflikten, psychischen Blockaden, Suchtverhalten, Traumata, Ängsten und Phobien.

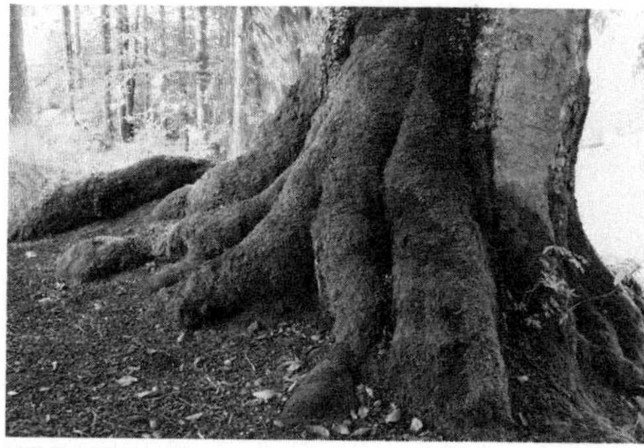

Die Chakra- und Aura-Therapie

Neben der Arbeit mit dem Psychomeridian bieten vor allem Chakra- und Auratherapie vielfältige Möglichkeiten, zu den Ursachen von körperlichen und seelischen Erkrankungen vorzudringen und diese Schritt für Schritt aufzulösen.

Chakren sind Energiezentren, die Informationen aus dem morphischen Feld über die verschiedenen Schichten der Aura aufnehmen, in die Meridiane weiterleiten, verarbeiten und wieder abgeben. Sind eine oder mehrere Aura-Schichten oder die Chakren blockiert, kann dies sowohl seelisch-geistige als auch körperliche Beschwerden nach sich ziehen.

Über den Körper verteilt gibt es neben zahlreichen kleineren Chakren sieben große Kraftzentren, die unterschiedliche Wirkungsbereiche haben:

Wurzel-Chakra (Basis-Chakra)

Das Wurzel-Chakra liegt zwischen Kreuzbein und Steißbein und stellt unsere Verbindung zur Erde dar. Hier wird die Lebensenergie aufgenommen und an die anderen Chakren weitergeleitet. Menschen mit einem gut entwickelten Wurzel-Chakra stehen voll im Leben, strahlen vitale Frische aus und haben auch materiell meist keine Probleme. Ist das Wurzel-Chakra blockiert, fehlt es oft an Antriebskraft und der gesamte Organismus ist energetisch unterversorgt.

Sexual-Chakra

Das Sexual-Chakra liegt unter dem Nabel. Themen sind hier Sinnlichkeit, Lust und Hingabe, womit aber nicht nur Sexualität gemeint ist, sondern Geben und Nehmen auf körperlicher und emotionaler Ebene. Menschen, deren Sexual-Chakra fließt, können sich einer Aufgabe voll hingeben und auf andere Menschen gut einlassen.

Ein offenes Sexual-Chakra steht nicht nur für das Zeugen von Kindern, sondern auch für alle anderen Formen des schöpferischen Handelns, zum Beispiel in Kunst oder Musik.

Solarplexus-Chakra

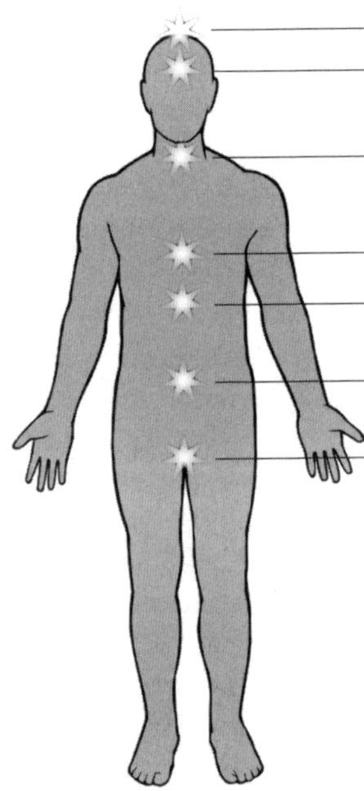

Das Solarplexus-Chakra liegt in der Mitte über dem Nabel. Körperlich sind ihm die Verdauungsorgane – wie Bauchspeicheldrüse, Magen, Leber, Gallenblase – zugeordnet. Dieses Chakra ist unser „Machtzentrum". Jeder Mensch braucht natürliche Aggressivität, um eigene Ziele verwirklichen zu können. Wenn sich Widerstände in den Weg stellen, müssen Kraft und Wille ausreichen, diese zu beseitigen und den eigenen Weg weiterzugehen.

Eine Blockade kann sich einerseits in Kraftlosigkeit mit nach innen gerichteter Aggression äußern, aber auch als übersteigerter Machtwille, der sich zum Beispiel darin zeigt, dass der Mensch versucht, Ziele mit unfairen Methoden durchzusetzen.

Herz-Chakra

Das Herz-Chakra liegt in der Mitte des Körpers und verbindet die drei unteren mit den drei oberen Chakren. Es symbolisiert unsere Fähigkeit zu lieben. Ein Mensch mit entwickeltem Herz-Chakra kann die Menschen so nehmen, wie sie sind; er ist verständnisvoll, gesellig und übernimmt gerne soziale Verantwortung. Wer auf sein Herz hört, spürt die tieferen Zusammenhänge des Lebens und setzt nicht nur eigene Interessen durch, sondern auch die der anderen.

Eine Blockade des Herz-Chakras äußert sich in Lieblosigkeit, Gefühllosigkeit oder innerer Leere. Die fehlende oder gehemmte Liebe führt häufig zu Suchtverhalten, sei es in Form von Geld, Erfolg oder Drogen.

Hals-Chakra (Kehl-Chakra)

Das Hals-Chakra liegt im Bereich von Hals und Nacken und steht symbolisch für unsere Fähigkeit, offen zu kommunizieren und anderen zuhören zu können. Auf organischer Ebene sind ihm Schilddrüse, Atmung, Bronchien, Stimmbänder, Lungen und Speiseröhre zugeordnet. Denken und Fühlen werden hier verbunden. Ein Mensch mit einem harmonischen Hals-Chakra kann sich verständlich gegenüber anderen ausdrücken und ihnen auch gut zuhören. Eine Hemmung äußert sich zum Beispiel in Schüchternheit, Stottern, ziellosem Schwatzen oder der Unfähigkeit, anderen zuhören zu können.

Stirn-Chakra (3. Auge)

Das Stirn-Chakra liegt in der Mitte zwischen den Augen und steht für unsere Vorstellungskraft sowie für Weitsicht und Innenschau. Es hilft, eine unfertige Idee in eine detaillierte Vorstellung auszureifen. Menschen mit einem stark entwickelten dritten Auge sind manchmal in der Lage, ihre Gedanken so weit energetisch aufzuladen, dass sie diese per Telepathie versenden können. Wenn das Stirn-Chakra blockiert ist, kann es zu Alpträumen, übermäßigen Ängsten und Sorgen kommen, weil man nicht in der Lage ist, ruhig und planend in die Zukunft zu sehen. Es mangelt an Perspektiven.

Scheitel-Chakra (Kronen-Chakra)

Das Kronen-Chakra auf dem Scheitel in der Mitte des Kopfes verbindet uns mit der spirituellen Welt und dem Ursprung allen Seins. Ist dieses Energiezentrum offen, empfangen wir Inspirationen, haben gute Intuition, viel spirituelle Energie und tiefe Einsicht in die Zusammenhänge des Lebens. Wer sich mit der geistigen Welt verbunden fühlt, fürchtet nichts, weil er ein wirklich Wissender ist. Blockaden im Scheitel-Chakra können sich in tiefer Orientierungslosigkeit oder in Sinnkrisen äußern. Vor allem

in der zweiten Hälfte des Lebens kann diese Leere zu Gefühlen von Angst, Entwurzelung oder Einsamkeit führen.
Die für die Arbeit mit der Neuen Homöopathie wichtigsten Aura-Schichten sind von innen nach außen:

- physische Aura, ganz dicht am Körper selbst;
- emotionale Aura, in der unsere Gefühle und Stimmungen gespeichert sind;
- mentale Aura, in der unsere Gedankenmuster abgespeichert sind;
- spirituelle Aura, die unsere Verbindung mit der geistigen Welt ermöglicht.

Code 17

Erfahrungsbericht: Chakra-Behandlung

Ein Musiklehrer hatte ein seltenes afrikanisches Saiteninstrument gekauft, an dem drei dicke Saiten aus Leder befestigt waren.

Jedes Mal, wenn er versuchte, das Instrument zu spielen, begann es ihn sofort am ganzen Körper zu schaudern und stark zu jucken. Er konnte das Instrument nicht mehr spielen, wollte es aber doch gerne behalten. Die Testung der Aura ergab Grad 7 in der emotionalen Schicht, die Testung der Chakren eine Blockade des Sexual-Chakras. Auch die Themen „Schuld“ und „Reue“ testeten mit Grad 7. Während dieses Prozesses erinnerte sich der Mann an eine Frau in Afrika, die wohl gerne eine „Affäre“ mit ihm gehabt hätte; er hatte dies damals jedoch abgelehnt und dadurch offensichtlich Schuldgefühle bis in die heutige Zeit gespeichert. Als optimale Therapiemethode testeten wir in diesem Fall ein Verzeihensritual am Feuer.

Zwei Tage später berichtete er mir, dass das Jucken gänzlich verschwunden war und er das Instrument jetzt behalten und spielen konnte.

Aura- und Chakra-Ausgleich

Die Aura- und Chakra-Therapie ist eine sehr sensible Arbeit, die ein Hineinspüren und ein Sich-Einlassen auf die Schwingungen des Patienten erfordert. Da es hier sehr oft um ungelöste Emotionen und das Auflösen alter Konflikte geht und die Testperson unter Umständen ihre Emotionen wie Trauer oder Wut schon während der Arbeit freilässt, sollte man etwas Erfahrung haben, bevor man diese wunderbare Arbeit macht und natürlich selbst möglichst offen sein für das, was kommt.

Ob eine Aura-Schicht oder ein Chakra durchgängig und frei ist, können wir wie bei körperlichen Themen auch mit der Einhandrute testen, indem wir unsere Gedanken auf den jeweiligen Bereich lenken oder mit dem Zeigefinger auf das Chakra deuten. Testet eine Aura-Schicht oder ein Chakra schlechter als Grad 5, liegt eine Blockade vor. Dieser energetische Bereich und auch die zugeordneten Organe oder Drüsen sind dann nicht optimal mit Lebensenergie versorgt und können früher oder später Beschwerden verursachen.

Für die Behandlung eignen sich sehr gut Töne, Rhythmen, Farben, die Glaubenssatzarbeit oder auch besondere Heilrituale. Die Erfahrung zeigt, dass eine Störung in der emotionalen Aura sehr gut auf Töne, Farben und Rituale reagiert, während eine Blockierung in der mentalen Aura oft besser mit Glaubenssatzarbeit zu behandeln ist.

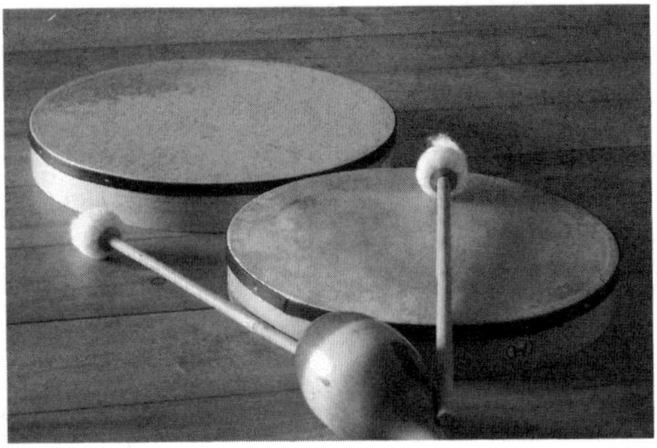

Töne und Rhythmen

Mit Hilfe der Neuen Homöopathie können nicht nur geometrische Formen und Farben, sondern auch Töne oder Rhythmen lebensstärkend eingesetzt werden.

Himmlische Klänge oder höllischer Lärm – seit der Japaner Masaru Emoto mit seinen Wasserkristallbildern aufgezeigt hat, wie harmonische oder disharmonische Musik (Mozart oder Heavy Metal) schön strukturierte bzw. eher chaotische Formen hervorbringt, kann man sich besser vorstellen, dass Schwingungen mit uns in Resonanz gehen und dadurch eine gesundheitsfördernde oder eher krankmachende Wirkung haben können. Wie Klangwellen auf Materie wirken, zeigte schon in den 1970er Jahren der Klangforscher Hans Jenny auf.

Neben der sehr feinstofflichen Ebene (Chakren und Aura) können Schwingungen also sogar unser „Gewebswasser" prägen, das den größten Teil des menschlichen Organismus ausmacht. Wir sind folglich auf vielen Ebenen empfänglich für Signale und Informationen in Form von Schwingungen, daher lassen sich diese auch gezielt therapeutisch einsetzen: Mit der richtigen „Stimmungsmusik" können wir Ver-Stimmungen lösen und den Organismus dabei unterstützen, sich wieder in die Harmonie einzustimmen.

Über die Wirkung von Musik existieren viele wissenschaftliche Untersuchungen, Philosophien, Methoden oder Zuordnungen: Töne lassen sich Planetenfrequenzen zuordnen (Joachim Ernst Behrend, Hans Cousto), auch Farben korrelieren mit den Tönen (Isaac Newton), laut Untersuchungen hört das Ungeborene am liebsten Mozart (Alfred A. Tomatis), und unser ganzes Leben ist vom Rhythmus geprägt (Rudolf Steiner) ... – um nur einige wenige Ausschnitte aus dem weiten Feld von Musik, Rhythmus und Farben zu nennen.

Farben- und Tonzuordnungen der traditionellen Symbolik

Farbe	Ton	Körperbezug	Gefühl	Wirkungsprinzip
Rot	C	Atmung	Aktivität, Dynamik, Temperament	Antriebskraft, Beschleunigung
Orange	D	Stoffwechsel	Freude, Lebhaftigkeit, Lebensbejahung	Schöpferkraft, Ausstrahlung
Gelb	E	Nervensystem	Reife, Heiterkeit, Veränderung	Erkenntnis, Ausdruck
Grün	F	Bewegung	Durchsetzungskraft, Beharrlichkeit, Entspannung, Ruhe	Schwerkraft, Konzentration
Hellblau	G	Sinneswahrnehmung	Weite, Ferne	Expansion, Optimierung
Dunkelblau	A	Säftezirkulation	Zufriedenheit, Hoffnung, Unendlichkeit	Harmonie, Sehnsucht
Violett	H	Regeneration	Selbstbezogenheit, Einsamkeit, Genügsamkeit	Phantasie, Reflektion

Quelle: Connection Gesund Leben 4/06, Christina Baumann

Der therapeutische Einsatz von Tönen oder Musik kann mit den Methoden der Neuen Homöopathie wirkungsvoll ergänzt werden. Zum Beispiel können Klangschalentherapeuten mit der Einhandrute genau austesten, welche Schalen in welcher Frequenz dem Patienten auf verschiedene Körperstellen gesetzt und angeschlagen werden sollen, und dabei genau mittesten, wie lange diese Schwingung guttut. So erhält der Klient die individuelle und optimale „Klangdosis".

Heiltöne oder gespielte Heilmusiken können des Weiteren etwa auf Steine geprägt werden. Hat man mittels Austestung den Heilton ermittelt, kann diese Frequenz auf einen Heilstein übertragen werden, indem der Patient den Stein in der rechten Hand hält (wie bei der Wasserübertragung das Wasserglas) und der Therapeut das Instrument anschlägt. Mit der gängigen Harmonielehre muss dieser Heilton bzw. diese Heilmusik nichts zu tun haben, vielleicht klingen die Töne für unsere Ohren nicht einmal schön – dennoch wird genau diese Schwingung beim Klienten einen positiven Heilimpuls auslösen. Diesen so betonten Heilstein kann der Patient dann täglich bei sich tragen – entsprechend dem ausgetesteten Zeitraum. Auf diese Weise ist es auch möglich, Heilmantren zu übertragen.

Eine weitere Variante ist die Aura-Klärung mit Rhythmen und Tönen. Hier kombinierte Erich Körbler die Neue Homöopathie mit Elementen des Schamanismus. Am besten ist diese Methode in einer Gruppe anzuwenden: Dabei steht der Empfangende in der Mitte, die anderen Gruppenteilnehmer stehen im Kreis um ihn herum, nehmen sich Musikinstrumente wie Rasseln, Zimbeln, Glocken zur Hand und lassen diese Musikinstrumente dann in der Aura des Patienten erklingen. Auch laute und unrhythmische Tonfolgen können hier die Heilimpulse auslösen. Im Schamanismus ist es gerade der „Nicht-Rhythmus“, der die Trance hervorruft, indem unrhythmisches Trommeln das Gehirn quasi in einen Urzustand, den sogenannten „Alpha-Zustand“ versetzt. Die Aura-Reinigung wird solange von den Teilnehmern fortgeführt, bis die Rute des Gruppenleiters umschlägt und damit anzeigt, dass die Zeit für diese individuelle Klangdosis beendet ist. Diese Behandlung hat eine sehr tiefgehende, reinigende und klärende Wirkung.

Code 11

Erfahrungsbericht: Lernschwierigkeiten

Alina, ca. 8 Jahre alt, war in der Schule häufig langsamer im Begreifen als ihre Mitschüler. Deshalb hatte sie Probleme mit der Lehrerin und auch keine guten Noten. Alinas Mutter beschrieb, dass bei den Hausaufgaben der Groschen einfach oft nicht so schnell fiel. Und wenn Alina es dann kapiert hatte, war das Verständnis oft nicht von Dauer, und die Mutter musste ihr die Rechenaufgaben immer wieder aufs Neue erklären. Sie hatte das Gefühl, das könnte mit Medikamenten zusammenhängen, die sie in der Schwangerschaft bekommen hatte.

Wir arbeiteten mit einem Heilton, der auf einen Stein geprägt wurde, und testeten zwei Wasserübertragungen aus, die zwei verschiedene Begriffe rund um das Thema Lernen/Verstehen/Begreifen enthielten. Es testete außerdem eine Kopfverletzung, die Alina als kleines Kind hatte, sowie die dazugehörigen Gefühle. Zum Schluss der Sitzung „entstörten“ wir die Medikamente der Schwangerschaft. Alina legte sich 16 Tage lang den Stein unters Kopfkissen und führte dann die erste Wasserübertragung durch. Sie pausierte etwa eine Woche und machte dann die zweite Wasserübertragung. Der Mutter fiel zunächst keine sichtbare Verbesserung auf. Doch die nächste Matheprobe ergab die Note 1, und zwei Tage später brachte Alina eine 1 in der Deutschprobe nach Hause! Alinas Klassenkameraden kamen sogar zu ihr, um ihr zu gratulieren. Die ganze Familie strahlte und war glücklich über den Erfolg – und ich war es auch!

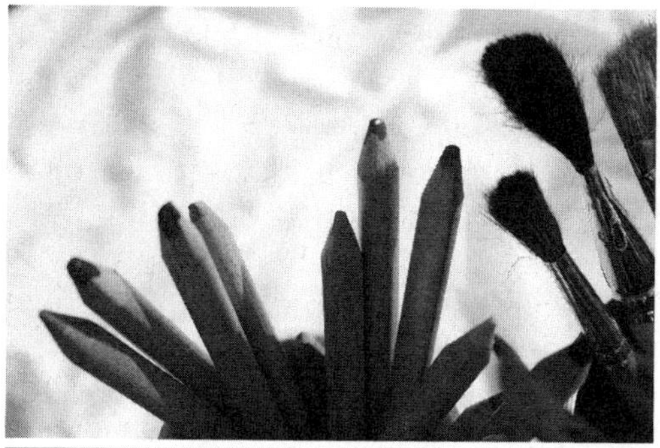

Die Arbeit mit Farben

Farben können die Selbstheilungskräfte des Körpers genauso gut unterstützen wie z. B. Symbole, Töne oder Glaubenssatzarbeit. Denn sie sind nichts anderes als Lichtfrequenzen, die für unsere eigene Frequenz im Augenblick passend sind oder eben nicht. Die Zellen aller Lebewesen strahlen elektromagnetische Schwingungen aus. Neben sichtbarem Licht handelt es sich hierbei vor allem um Mikrowellen. Über so genannte Biophotonen kommunizieren die Zellen miteinander.

Einem russischen Forscherteam gelang in mehrjähriger Arbeit der Nachweis, dass sich im menschlichen Körper Leitungsbahnen für Licht befinden, die exakt dem Verlauf der Meridiane entsprechen. Mit Hilfe von farbigem Licht können über die Akupunkturpunkte oder über eine großflächige Bestrahlung von Körperzonen Informationen in den Körper eingeschleust und so Disharmonien auf der energetischen Ebene ausgeglichen werden.

Die passende Farbe können Sie mit der Einhandrute herausfinden, indem Sie zum Beispiel verschiedene Farbkarten anschauen und beobachten, bei welcher Farbe die Rute Grad 1 anzeigt. Die Farbschwingung, die mit der Schwingung des Patienten in Resonanz tritt, kann einen Heilungsimpuls setzen.

Nach der Testung der optimalen Farbe können Sie die Bestrahlung beispielsweise mit einer Farblampe vornehmen oder einzelne Akupunkturpunkte mit einer kleinen Taschenlampe mit speziellen austauschbaren Farbfiltern bestrahlen.

Wenn Sie mit Symbolen arbeiten, können Sie diese stets mit einer passenden Farbe kombinieren (z. B. zum Umschreiben farbige Zettel verwenden) und so deren Wirkung noch optimieren.

Energetische Wirkungen der Farben

- **Rot** fördert die Aktivität, bekämpft Müdigkeit, fördert die Blutzirkulation und wirkt anregend auf Stoffwechsel, Haut und Drüsen. Die Farbe Rot unterstützt die Energie der Sexualorgane. Rot ist dem Basis- oder Wurzelchakra zugeordnet.
- **Orange** wirkt fördernd auf die vitalen Kräfte der Niere, stützt das Lungengewebe, wirkt gegen Verstopfung und löst emotionale Verspannungen. Sie ist eine inspirierende und anregende Farbe. Orange hilft bei depressiven oder lethargischen Menschen, sie ist die Farbe der Freude und Offenheit. Orange ist dem Sakral- oder Sexual-Chakra zugeordnet.
- **Gelb** hat einen positiven Einfluss auf die Nerven und wirkt fördernd auf Magen, Darm, Leber, Milz und Blase. Gelb wirkt sehr gut gegen Depressionen. Gelb ist auch die Farbe der Kreativität, der Freude und Neugier. Gelb ist dem Solarplexus-Chakra über dem Nabel zugeordnet.
- **Grün** symbolisiert Gleichgewicht sowie Harmonie und ist die Farbe der Balance. Farbbestrahlungen mit Grün beruhigen das Nervensystem und den physischen Körper. Grün wirkt gut bei Anspannungen, Nervosität und Schlafstörungen. Grün ist dem Herz-Chakra zugeordnet.
- **Blau** hat einen antiseptischen und kühlenden Effekt. Die Farbe vermindert die Pulsfrequenz und wirkt schmerzstillend. Blau wirkt fieberhemmend und nervenernährend. Blau ist die Farbe der Selbstbeobachtung und Innenschau. Blau ist dem Hals-Chakra zugeordnet.
- **Indigo** ist wirksam bei nervösen und geistigen Störungen und wirkt anregend auf die Hypophyse. Durch seine hohen Schwingungen hat Indigo einen narkotisierenden Effekt und eine heilende Wirkung bei Brandwunden. Indigo ist dem Stirn-Chakra (3. Auge) zugeordnet.
- **Violett** wirkt anregend auf den geistigen und spirituellen Bereich. Es hat einen ausgleichenden Effekt bei Depressionen und Migräne. Violett als Meditationsfarbe erleichtert die Entwicklung von Visionen. Violett ist eine Mischfarbe zwischen Rot und Blau und vereinigt die beiden Gegensätze Leben, Feuer, Kraft (Rot) mit Ruhe, Gelassenheit und Innenschau (Blau). Violett ist dem Scheitel-Chakra zugeordnet.

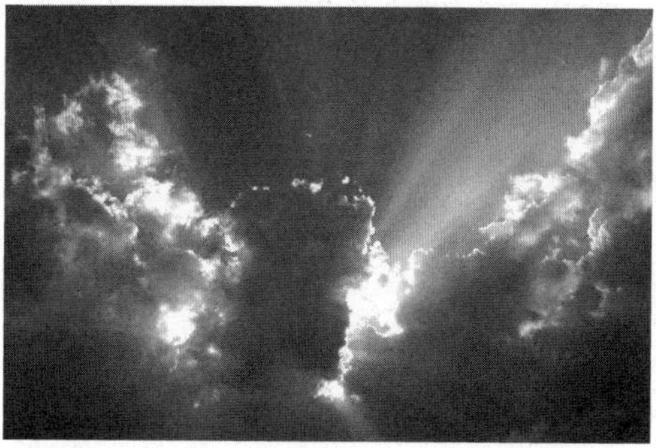

Glaubenssatzarbeit nach O. Carl Simonton

„Ungesunde“ Gedanken oder Grundhaltungen („Glaubenssätze“) können sich negativ auf Wohlbefinden und Gesundheit auswirken. Mit Hilfe der geometrischen Zeichen werden auf der Basis der Methode von O. Carl Simonton ungesunde Glaubenssätze umgeschrieben, um so die Biochemie der Gefühle wieder in Einklang zu bringen.

Wir alle kennen das Phänomen, das wir „selbsterfüllende Prophezeiung“ nennen. Bei der psychologischen Krebsbekämpfung (und auch bei allen anderen Erkrankungen) kann eine positive Grundeinstellung und die feste Überzeugung, geheilt zu werden, ein Schlüssel zum Erfolg sein. Negative Überzeugungen („Mir kann keiner helfen“) können hingegen das Gegenteil bewirken.

Von diesen Gedanken ausgehend, entwickelte der amerikanische Krebsforscher O. Carl Simonton eine spezielle Therapie für Krebskranke. Simonton forderte seine Krebspatienten mit großem Erfolg dazu auf, täglich „Krieg“ gegen die entarteten Krebszellen zu führen. In geführten Meditationen wird das körpereigene Immunsystem dazu ermutigt, in diesen Krieg einzugreifen. Im meditativen Zustand sollen sich die Patienten vorstellen, wie die Krebszellen durch die angewandte Krebstherapie bekämpft werden; gleichzeitig sollen die gesunden Zellen durch die medikamentösen oder radiologischen Einflüsse, die bei der Vernichtung der Krebszellen zu Hilfe gerufen wurden, keinen Schaden nehmen. Die Resultate dieser Visualisierung waren verblüffend. Bei vielen Patienten schlug die Behandlung so gut an, dass der Krebs innerhalb weniger Mo-

Code 13

Erfahrungsbericht: Bettnässen mit sieben Jahren

Corinna, sieben Jahre, nässte nachts noch ein. Deshalb brachte sie ihre Mutter in die Praxis. Ich machte zunächst die Energie-Balance. Dann bearbeiteten wir das Thema „Bettnässen in der Nacht" mit dem entsprechenden Strichcode: Ich testete Dauer und Dosis aus und wir übertrugen die Schwingung auf neutrale (nicht-arzneiliche) Globuli, die von Corinna korrekt eingenommen wurden.

Zwischenzeitlich telefonierte ich mit der Mutter – die Globuli waren fertig aufgebraucht – und sie berichtete, dass es so lange gut war, wie die Globuli eingenommen wurden, aber jetzt sei wieder der alte Zustand eingetreten.

Beim nächsten Termin machte ich zunächst wieder die Energie-Balance, bemalte bei Corinna die ausgetesteten Punkte und bearbeitete jetzt mit dem Psychomeridian ihr Problem Bettnässen. Es zeigte sich das 4. Lebensjahr, aus dem Gefühlsmandala testeten die Begriffe „verzweifelt", „hier ist kein Platz für mich" und „überflüssig". Alle diese Wörter wurden zusammen mit dem Namen der Patientin und dem Problem auf einem Zettel vermerkt und darauf wurde das entsprechende Zeichen gemalt. Dauer und Dosis wurden genau ausgetestet und dieses Mal übertrug Corinna die Schwingung aufs Wasser. Außerdem malte mir Corinna ein Bild, wir legten es in eine Folie, übermalten es in Folge mit verschiedenen getesteten Strichcodes. In der getesteten Zeit hängte die Patientin das Bild in ihrem Zimmer auf.

Als nächstes Alter testete „drei Jahre", „Januar", „gestresst". Wir bearbeiteten auch dieses Thema entsprechend. Bei der Besprechung mit der Mutter stellte sich heraus, dass das erste getestete Alter zeitlich mit dem Unfall des Bruders von Corinna übereinstimmte, der zu diesem Zeitpunkt körperlich stark eingeschränkt im Rollstuhl als Pflegefall nach Hause kam. Als Familie mit insgesamt vier Kindern und einem eigenen Betrieb, war das sicher eine schlimme Situation, die nicht spurlos an den anderen Familienmitgliedern vorbeigehen konnte. Etwa drei Monate später telefonierte ich wieder mit der Mutter: Corinna ging es gut, das Problem des Bettnässens hatte sich anhaltend gelöst.

nate verschwunden war. Die Heilungen gingen unverhältnismäßig rasch vonstatten, und sogar die (nicht ungefährlichen) Nebenwirkungen der Strahlen- oder Chemotherapie konnten den psychisch gestärkten gesunden Zellen keinen allzu großen Schaden zufügen.

Überzeugungen und Glaubenssätze beeinflussen unser Leben und unsere Gesundheit maßgeblich. Sie steuern Verhalten und Wahrnehmung. Viele Menschen tragen Glaubenssätze mit sich herum, die sie seit ihrer

Kindheit (Eltern, Lehrer ...) gesammelt und in ihrem Unterbewusstsein gespeichert haben. Mit der Neuen Homöopathie machen wir sozusagen ein „Reset" – wir löschen Informationen, die für unsere Entwicklung hinderlich sind, und ersetzen sie durch die „erlöste Form".

In der Praxis wird das so gemacht: Wir falten ein Blatt Papier in der Mitte. Auf die linke Hälfte schreiben wir den zu löschenden Glaubenssatz, testen das entsprechende Umkehrzeichen dafür aus und malen es über diesen Satz. Auf der rechten Seite des Blattes erarbeitet der Therapeut mit dem Patienten gemeinsam die erlöste Form dieses Satzes. Durch dieses Vorgehen können wir Heilimpulse durch sogenannte positive Affirmationen setzen. Zur Verstärkung wird noch das Ypsilon auf die Affirmation gemalt. Dann wird die Übertragung der gesamten Information dieses Blattes auf Wasser individuell ausgetestet, wie in den Kapiteln zur Wasserübertragung beschrieben.

Nachfolgend finden Sie Beispiele, wie eine individuelle Glaubenssatzumschreibung aussehen kann:

Negativer Glaubenssatz	**Positive Affirmationen**
Ich kann das nicht.	Ich bin offen für neue Möglichkeiten, die sich in meinem Leben bieten. Dadurch kann ich viel Neues erfahren. Das bereichert mein Leben und schenkt mir Freude und Befriedigung.
Ich bin es nicht wert.	Jeder Mensch ist ein Geschöpf Gottes. Gesundheit, Wohlstand, Liebe und Freude entsprechen meiner göttlichen Natur.
Ich muss für alles hart arbeiten.	Die Qualität der spielerischen Leichtigkeit darf jetzt immer mehr in mein Leben kommen. So macht die Arbeit mehr Spaß und Freude und alles geht mir leicht von der Hand.

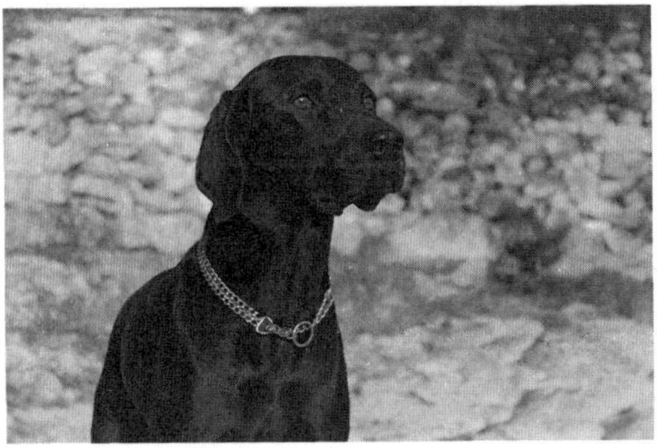

Die Arbeit mit Tieren und Pflanzen

Alle Test- und Ausgleichsmöglichkeiten durch den Einsatz von Symbolen können wir natürlich nicht nur beim Menschen anwenden, sondern bei allen lebenden Organismen, also auch bei Tieren und Pflanzen. Von Schädlingen geplagten Pflanzen kann durch das Informieren des Gießwassers geholfen werden. Selbst der Einsatz der Umkehrzeichen oder des Ypsilons bei verschmutzten Gewässern oder beispielsweise zum Reduzieren des Benzinverbrauchs zeigt vielversprechende Ergebnisse. Seien Sie kreativ und machen Sie Ihre eigenen Versuche, Sie werden erstaunt sein, was alles funktioniert!

Krankheiten und Verhaltensauffälligkeiten bei Hund, Katze, Pferd und anderen Tieren können genauso wie beim Menschen durch falsche Ernährung, Kummer, Stress oder andere Dissonanzen im Energiefeld entstanden sein.

Auch kann beim Tier das körperliche Symptom an einen Konflikt gekoppelt sein, der Jahre zurückliegt. Oder das Tier hat eine versteckte Allergie, verträgt sein Futter nicht, oder die Futtermenge ist falsch. Vergessen wir auch nicht, dass das Tier manchmal nur das ausdrückt, was der Tierhalter bei sich selbst bereinigen muss. Die Erfahrungen zeigen, dass Tiere ihre körperlichen Symptome oft dann nicht mehr „brauchen", wenn der Tierhalter einen tiefen seelischen Konflikt bei sich selbst auflösen konnte. Im systemischen Feld hatte er dann seinen Konflikt auf das (Haus-)Tier projiziert. Auch in diesem Sinne sind Tiere oft unsere guten Freunde und Helfer. Sie weisen uns auf unsere eigenen Themen hin.

Erfahrungsbericht: Pferde

Schlundverstopfung

Der Wallach Gordon, 4 Jahre, hatte alle typischen Anzeichen einer Schlundverstopfung, krampfte den Hals, würgte, zitterte, die Flanken verkrampften. Es wurde sofort der Tierarzt gerufen, gleichzeitig habe ich die Störung ausgerutet.

Es ergaben sich starke Störungen in der Mitte des Halses und an den Flanken. Ich bemalte diese Stellen mit den entsprechenden Strichcodes und schon nach ca. fünf Sekunden löste sich bei Gordon die Verstopfung und der Futterbrei lief aus Mund und Nase. Nach wenigen Minuten beruhigte er sich und stand ein bisschen angestrengt, aber ruhig im Stall. Als der Tierarzt kam, konnte dieser keine Störung mehr feststellen. Die Verweildauer der Zeichen wurde mit lediglich einem Tag ausgerutet. Am nächsten Morgen wurden die Zeichen wieder entfernt und Gordon zeigte keinerlei Anzeichen einer Erkrankung mehr.

Pferd bewegt sich nicht mehr

Wir wurden zu Zeno, einem 14-jährigen Hengst, gerufen, der sich seit ein paar Tagen nicht mehr bewegte. Der Tierarzt konnte keine äußeren Anzeichen einer Verletzung finden und vermutete eine Vergiftung. Die Behandlung zeigte keinen Erfolg. Als wir kamen, fanden wir einen Hengst vor, der mit hängendem Kopf, schwitzend, trüben Augen und hängenden Ohren im Stall stand und sich nicht bewegte. Wir ruteten zunächst die Energie-Balance aus, dabei ergaben sich Störungen im Bereich Herz, Entzündungspunkte, Kreislauf/Sexus und Lunge.

Während des Anmalens der entsprechenden Strichcodes auf den gestörten Meridianpunkten änderte sich zusehends das Verhalten des Pferdes. Schon nach wenigen Minuten kam Glanz in die Augen, es richtete die Ohren wieder auf, schüttelte sich und trank. Der Hengst fing schon nach ca. fünf Minuten an, selbstständig zu gehen. Wir ruteten noch eine Entzündung der Wadenbeinmuskelsehne aus und prägten die entsprechende Heilinformation auf einen Apfel, den Zeno sofort aß. Die Strichcodes mussten sechs Tage auf dem Pferd bleiben, die informierten Äpfel über mehrere Tage gegessen werden. Nach Beendigung der Behandlung zeigte er schon wieder „Hengstgehabe", ging in seinen Stall und begrüßte wiehernd seinen Stallnachbarn.

Oberlid entzündet

Bei der Stute City Sue, 21 Jahre, war das linke Oberlid entzündet. Es wurde eine Störung ausgerutet. Wir gaben abends 1 x einen Informationsapfel mit dem Ergebnis, dass die Entzündung schon am nächsten Tag verschwunden war und lediglich das Auge noch ein bisschen wässerte. Diese Störung war nach zwei Tagen behoben.

Starkes Ekzem
Die 24-jährige Stute Fru Fru litt unter einem starken Ekzem; sie hatte sich den Bauch wundgekratzt und -gebissen und wies an der inneren Schenkelseite hinten große blutige Stellen auf. Bei der Allergieabfrage mit der Einhandrute kamen wir zu dem Ergebnis: Grasallergie mit dem entsprechend ausgetesteten Strichcode. Der Informationsapfel wurde über mehrere Wochen gegeben mit dem Ergebnis, dass es bereits nach kurzer Zeit zu einer Abheilung der Haut kam, nur noch geringer Juckreiz bestand, aber keine Bissstellen oder offenen Wunden mehr auftraten.

Großflächige Probleme mit Haut und Fellwachstum
Der dreijährige Wallach Randalf litt unter Hautproblemen, schlechtem Fellwachstum, war rippig und trotz normaler Ernährung zu dünn, das unterste Pferd in der Herde.

Es wurde die Energie-Balance erstellt, wobei verschiedene Meridiane Störungen aufwiesen, die mit den entsprechenden Strichcodes harmonisiert wurden. Die Strichcodes verblieben 10 Tage auf dem Fell mit dem Ergebnis: sehr schneller Haarwuchs (nach ca. vier Wochen hatte Randalf sein volles Haarkleid zurück). Und er nahm auch wieder zu.

Anstöße zur Selbstheilung können durch verschiedene Impulse gegeben werden, etwa durch homöopathische oder pflanzliche Mittel, Bachblüten, Farben, Musik, Ausgleich von Elektrosmog und Erdstrahlen oder durch den Einsatz unserer Heilsymbole.

Mit der Einhandrute können Sie den Gesamtzustand oder die Lebenskraft des Tieres testen oder den Zustand der betroffenen Organe abfragen. Falls ein Tier zum Beispiel neben anderen Tieren im Stall steht, testen Sie die Verträglichkeit mit dem Nachbarn und können die Kuh eventuell an einen besseren Platz stellen.

Bei allergischen Reaktionen oder Unverträglichkeiten machen Sie den Schwingungsausgleich mit den Umkehrzeichen genauso wie beim Menschen. Wenn also ein Pferd sein Heu nicht verträgt, schreiben Sie „Heu“ plus das getestete Symbol auf einen Zettel und übertragen diese Information zum Beispiel auf Wasser, auf einen Apfel oder eine Karotte, die das Tier anschließend frisst.

Vergessen Sie auch bei Tieren nicht, geopathische Belastungen wie Wasseradern, Kreuzungen usw. abzufragen, denn auch Tiere stehen oder schlafen oft auf schlechten Plätzen. (Achtung: Es gibt auch Strahlenliebhaber wie Katzen oder Schlangen, die solche Plätze lieben. Sie müssen also Ihre Katze nicht von ihrem Lieblingsplatz vertreiben.)

Natürlich können Sie die heilenden Zeichen auch direkt auf das Tier malen, etwa auf eine entzündete Stelle. Fragen Sie immer ab, wie lange das Symbol dort belassen werden soll.

Auch beim Tier funktioniert die Kombination der Symbole mit den Meridianen bzw. mit dem Energiesystem des Körpers genauso gut wie beim Menschen. Denn der physische Körper wird auch bei Tieren von einem Energiefeld, der Aura, umgeben. Treten Funktionsstörungen im Organismus auf, wird der freie Energiefluss beeinträchtigt.

Tiere nehmen besonders Licht, Farben und Töne dankbar auf. Kühe lieben zum Beispiel Rosa oder klassische Musik. Sie geben dann mehr Milch! Die Beispiele für Indikationen sind vielfältig: Ob Gelenke, Muskeln, Entzündungen, Atemwegserkrankungen oder Verhaltensprobleme ... – ein Versuch mit Farben und Musik lohnt sich immer. Die körpereigenen Regenerations- und Heilungsprozesse werden angeregt; Mensch und Tier kommen wieder in die Mitte.

Code 6

Erfahrungsbericht: Zwergkaninchen und Meerschweinchen

Niereninsuffizienz

Die Besitzerin war mit ihrem Zwergkaninchen beim Tierarzt, da es apathisch mit hängenden Ohren im Käfig saß. Die Diagnose: Niereninsuffizienz. Der Tierarzt gab dem Kaninchen noch zwei bis drei Tage zu leben bzw. riet der Besitzerin, das Kaninchen einzuschläfern.

Ich rutete die Nieren ab und erhielt ein Ypsilon als entsprechenden Strichcode. Da die Diagnose aussichtslos und vernichtend war, malte ich mit einem überbreiten schwarzen Filzstift auf beiden Seiten bei dem Kaninchen ein ca. 10 cm großes Ypsilon auf. Am nächsten Tag lebte das Kaninchen noch und es sah erschöpft, aber besser aus. Nach drei bis vier Tagen war eine deutliche Besserung zu erkennen, und bei der letzten Nachuntersuchung nach 12 Tagen war von einer Erkrankung nichts mehr zu sehen.

Meerschweinchen mit Strohallergie

Ich wurde zu einem Meerschweinchen gerufen, das ständig nieste und rote Augen hatte. Das Tier lebte mit einem Artgenossen im gleichen Käfig, der jedoch völlig gesund war. Nach Verträglichkeitstests mit der Einhandrute ergab sich eine Unverträglichkeit mit dem Stroh im Käfig. Das Stroh wurde gegen Sägespäne ausgewechselt und der kleine Patient mit Informationsübertragung (Strohallergie und entsprechendem Strichcode) behandelt.

Schon nach einem Tag war das Niesen weg und der Allgemeinzustand war gut.

Code 16

Erfahrungsbericht: Pflanzenhilfe

Seit dem Kauf vor sechs Jahren hatte der Oleander niemals geblüht. Er war immer kränklich und wuchs spärlich.

Der Behandlungsverlauf: Die Abfrage der Erde als auch der Zweige ergab einen Grad 8. Mit Hilfe eines Pflanzenbuches testete ich mit dem Beziehungstest die „Rote Spinnmilbe". Dann wurde der Oleander zunächst ausgetopft, gewaschen und bekam neue Erde. Die Zweige wurden bis auf ein Drittel gekürzt. Jetzt testeten sowohl die Wurzeln als auch die Blätter Grad 7.

Da der Oleander nun überwintern sollte, konnte ich ihn nicht mehr gießen. Die Umkehrinformation „Rote Spinnmilbe" schrieb ich mit dem entsprechenden Strichcode auf einen orangefarbenen Zettel und übertrug sie auf die Erde und den Pflanzensaft der Zweige. Der ausgetestete Zeitraum war drei Monate. Der orange Zettel liegt zwischen den Zweigen. Bis zum Frühjahr testete der Oleander mit der Umkehrinformation o. k. Danach testete die Pflanze über einen Monat mit einem schwächer wirkenden Strichcode; diesmal wurde die Behandlung mit der Wasserübertragung gemacht, da der Winterschlaf vorbei war. Die neuen Blätter sind gesund und der Oleander ist jetzt spinnmilbenfrei. Zur Stabilisation gab es noch eine Woche Wasserübertragung mit Y.

Danksagung

An dieser Stelle möchten wir nicht versäumen, allen guten Seelen Dank zu sagen, die uns bei der Entstehung dieses Buches unterstützt haben: allen voran unserer Lehrerin Layena Bassols Rheinfelder, bei der wir beiden Autorinnen vor mehreren Jahren den kompletten PraNeoHom-Ausbildungszyklus absolviert haben und die uns bis heute auch, weit über die Ausbildung hinaus, ihre liebevolle Unterstützung gewährt.
Ebenso gilt unser Dank allen Autoren und Autorinnen, die dieses Buch mit ihren mannigfaltigen Fallberichten bereichert haben. Besonders möchten wir uns in diesem Zusammenhang bei Christina Baumann bedanken, die dieses Buchprojekt tatkräftig unterstützt hat.

Besonderer Dank gilt auch Alvina M. Kreipl, die uns zur Gestaltung des Buches ihre wunderschönen und informativen Grafiken und Charts zur Erläuterung der Methodik der Neuen Homöopathie freundlicherweise überlassen hat.

Zuletzt möchten wir unserem Verleger Raphael Mankau danken. Denn ein Verleger, der sich heranwagt, im Gesundheitsbereich eine „Außenseitermethode“ zu publizieren, die mit Einhandrute und geometrischen Zeichen heilt, steht wirklich für Mut und Courage.

Roswitha Stark und Petra Neumayer

Literatur

Bücher

Walter Abriel
Amalgam – in aller Munde
Haug-Verlag
ISBN 3-7760-1555-1

F. Batmanghelidj
Wasser,
die gesunde Lösung
VAK-Verlag
ISBN 3-924077-83-5

Marco Bischof
Biophotonen –
das Licht in unseren Zellen
Zweitausendeins Verlag
ISBN 3-86150-741-2

Achim Eckert
Das heilende Tao –
die Lehre der 5 Elemente
Verlag Müller & Steinicke
ISBN 3-87569-200-4

Masaro Emoto
Die Botschaft des Wassers
Koha-Verlag
ISBN 3-929512-21-1

Masaro Emoto
Wasser und die Kraft
des Gebetes
Koha-Verlag
ISBN 3-936862-63-X

Claudia Focks
Atlas Akupunktur
Urbau & Fischer
ISBN 3-437-55371-2

Gisela Hoffmann/Richard Ebert
Krank durch Narben
Turm Verlag
ISBN 3-7999-0252-X

Dr. med. Joachim Mutter
Amalgam –
Risiko für die Menschheit
Fit fürs Leben-Verlag
ISBN 3-89881-522-6

Werner Johannes Neuner
Die Matrix des Bewusstseins
Antasira Verlag
ISBN 3-902280-30-1

Klaus-Dieter Platsch
Die fünf Wandlungsphasen
Urban & Fischer
ISBN 3-437-56710-1

Wilfried Rappenecker
Fünf Elemente
und zwölf Meridiane
Felicitas Hübner Verlag
ISBN 3-927359-09-2

Raum & Zeit
Special 3
Das Lebenswerk Erich Körblers
und seine Weiterführung
Ehlers Verlag
ISBN 3-924077-91-6

Rupert Sheldrake
Sieben Experimente,
die die Welt verändern könnten
Fischer TB-Verlag
ISBN 3-596-16669-1

Rupert Sheldrake
Das Gedächtnis der Natur
Scherz Neue Wissenschaft
ISBN 3-502-19661-3

Rupert Sheldrake
Das schöpferische Universum
Die Theorie des morphogenetischen Feldes
Ullstein Tb
ISBN 3-54835359-2

Dr. med. dent. Dirk Schreckenbach
An jedem Zahn hängt immer auch ein ganzer Mensch
Pro Sanitas
ISBN 3-9806866-1-2

Thomas Kühne/Inge Schubert
Die heilende Kraft der Planetenschwingungen
Vitalität aus den Urprinzipien schöpfen
Goldmann Arkana
ISBN 3-442-21710-5

O. Carl Simonton
Wieder gesund werden
Rowohlt Verlag
ISBN 3-499-61152-X

Harald Knauss/
Rosina Sonnenschmidt
Die zwölf Tore der Heilung
Verlag Homöopathie + Symbol
ISBN 3-937095-07-1

Rosina Sonnenschmidt
Die Sinne verfeinern
Vom verantwortlichen Umgang mit erweiterten Wahrnehmungen
AK Verlags GmbH
ISBN 3-924077-91-6

Rosina Sonnenschmidt
Farb- und Musiktherapie für Tiere
Sonntag Verlag
ISBN 3-87758-185-4

Diethart Stelzl
Heilen mit kosmischen Symbolen
Schirner Verlag
ISBN 3-89767-178-6

Alfred A. Tomatis
Der Klang des Lebens
Rowohlt Verlag
ISNB 3-499-18791-4

Bärbel Westermann
Informationsmedizin in Praxis und Anwendung
Books on Demand GmbH
ISBN 3-8330-0376-6

Arbeitsskripte

Manuskripte zu den PraNeoHom-Seminaren:
www.praneohom.de/
skriptverkauf.html

Zeitschriften

Connection Gesund leben
Allergien
Ausgabe 2/06
Connection Medien Verlag

Connection Gesund leben
Heilen durch Schwingungen
Ausgabe 4/06
Connection Medien Verlag

CDs

Elona Focali/Konrad Halbig/Alois Jauch
Chakra-Breathing
CD 60 Min. Koha-Verlag
ISBN 3-929512-49-1

Weitere Bücher von Petra Neumayer

Nichtraucher – aber bitte für immer!
Schon 1000-mal probiert?
So bleiben Sie rauchfrei!
R. Mankau Verlag
ISBN 3-9809565-9-8

Gesundheit in Balance
Wie Sie Ihren Säure-Basen-Haushalt ins Gleichgewicht bringen
Lebensbaum Verlag in J. Kamphausen Verlag und Distribution GmbH
ISBN 3-928430-45-9

Well & fit mit Algen
Pflanzenpower aus dem Meer
Skripthaus Verlag
ISBN 3-8311-1325-4

Natürliche Antibiotika
Sanfte Heilung aus dem Pflanzenreich
Econ List Verlag
ISBN 3-548-36600-7

Links und Adressen

Links

www.ypsilon-portal.de: Adressen von Therapeuten, Beratern und Seminaranbietern nach Postleitzahlen.

www.praneohom.de: PraNeoHom-Ausbildung.

www.ypsilon-shop.de: Ruten und nützliche Arbeitsmaterialien für Anwender, Berater und Therapeuten.

www.praneohom-forum.de: Diskussionsplattform zur PraNeoHom.

www.ypsilon-forum.de: Informationen und Tipps rund um biophysikalische Informations- und Energiemedizin.

www.heilpraxis-stark.de

www.gesundheitsbegleitung.de

www.alvinaweb.de

www.energy-tools.de/kirlian.htm

www.sheldrake.org

Adressen (Erfahrungsberichte)

Code 1 und 7:
Layena Bassols Rheinfelder
Die Heilpraxis am See
Institut für PraNeoHom®
Seestraße 52
82211 Herrsching
Tel. 08152 / 989088
info@layena-bassols.de
www.layena-bassols.de

Code 2:
Hans-Joachim Pollin
Heilpraktiker
Milchstraße 2/1
73728 Esslingen
Tel. 0711 / 3005363
hjp@praneohom.de

Code 3:
Renate Schertle
Hainbucheplatz 11
83435 Bad Reichenhall
Tel. 08651 / 763675

Code 4:
Heilpraxis
Angelika Dlouhy
Achenbachstr. 11
13585 Berlin
Tel. 030 / 3331114
angelika.dlouhy@web.de

Code 5 und 6:
Rudolf Fridum
Informationsorientiertes Heilen
Tel. 04246 / 964403
www.fridum.de

Code 8:
Petra Neumayer
www.gesundheitsbegleitung.de

Code 9 und 11:
Felicitas Sperr
Am Schmiedlacker 40
84028 Landshut
Tel. 0871 / 2767439
Felicitas.sperr@t-online.de

Code 10, 17, 18, 19:
Praxis für sensitive Resonanztherapien
Roswitha Stark
Anne-Frank-Straße 3a
86356 Neusäß b. Augsburg
Tel. 0821 / 998 1332
rs@heilpraxis-stark.de
www.heilpraxis-stark.de

Code 12
Psychoenergetische Heilpraxis
Ursula Höll
Tannenweg 51
79183 Waldkirch
www.ursulahoell.de

Code 13 und 14:
Naturheilpraxis
Helga Bernardi
Hoheneggkofen, Kammer 21
84036 Kumhausen
Tel. 08707 / 932051
Bernardiahg@aol.com

Code 15:
Christina Baumann
PraNeoHom-Beraterin
Blaschkoallee 73
12359 Berlin
www.ypsilon-portal.de

Code 16:
Heilpraxis Regine Mühlhausen
Chaussee Ausbau 80,
16792 Zehdenick
Tel. 033080 / 60441
www.altemühle-zabelsdorf.de